心の絆を友として

戦後から現在まで、
医療の世界を駆け抜けた、
一人の男のものがたり

医学博士
中澤三郎

JN204402

はじめに

何年か前に、出版社から電話がかかってきて「自分史を作りませんか」と言われたことがある。私はこれまで特別に何かをしてきたわけでもなく、ただ、漫然と平凡に生きてきただけだから、何かを残すという気持ちはなく、死ねば終わりと思っていた。慧能大師のいう「本来、無一物」というほどの恐れ多い気持ちではなく、まさに「落葉帰根」の気持ちで生きてきたので、その時は、自分史など書かないと言って断った。

ところが今年の春頃、その考えを変える出来事があった。

私のかつての仲間である小林隆、三好広尚両先生が准教授になり、その昇進祝賀会が催された。私は大腸穿孔の術後で、しかも脊柱管狭窄症を患っており、歩行困難のため車椅子で参加した。

祝賀会は賑やかに行われ、会話も弾んで会全体が盛り上がっていた。私は二人の昇進を喜び、ビールをほんの少し口にしながら、ぽつねんと一人食事を楽しんでいた。そこへ一人の先生が寄って来られて、「中澤先生がやってこられたこれまでの医学・医療の歴史を書きませんか」と言われた。私は、冒頭に述べたごとく、「残すものは何もないと思っているので書くつもりはない」と申し上げたのだが、帰る間際に、再度、書くべきだと言われた。

私は再度の申し入れでもあり、このまま断っては失礼と思い、しばらく考える時間をいただ

はじめに

くことにして帰った。帰り道にいろいろ考えたが、私の記録などが社会に害毒を流すわけはないし、読んでくださる方も少ないだろうから頑固に断る理由もないと思い直し、拙い文を作ることにした。

しかしいざ、書くとなったら何を書いてよいのやら見当がつかない。単に、医学研究に従事してきたことを述べてもつまらないし、学歴、職歴などは、さらに無意味だなどと考え、私が物心ついてから心に感じたことを、記憶をたどって書いてみることにした。

目次

Contents

Contents

第1章

私がなぜ
医者になったのか？
信念を育んだ少年時代

─小学校時代─

両親の教えが、私の生き方・考え方の基盤となった

あれは、確か1943年（昭和18年）、国民小学校5年の頃だったと記憶している。私は大井国民小学校に通っていた。授業中に、隣の友人とふざけ合っていて膝をぶつけ、先生にとがめられたことがあった。先生に「どうした?」と詰問されたので、「私の膝が痒かったので、かこうとしたら、うっかり友人の膝に触ってしまいました」と答えた。

先生も予期せぬ返答に唖然として言葉が出ず、しばらく私たち二人を眺めていたが、何も言われず次の授業に移っていった。友人に迷惑をかけたくないという気持ちから、とっさに出た言葉であるが、あの突然の私の行為は、私の生き方・考え方を示しているように思える。何か問題があって、相手が予想以上に不利な立場に追い込まれると思うとき、自分にも責任の一端があるとして対応する習性が、いつの間にか身についていたのである。

これはその後、成長するにつれて納得できたことであるが、父は常々「世のため、人のために尽くせ」と言い、母からは「人様に迷惑をかけるな」というしつけを受け、以来ずっとその教えを実行することが、生活の基盤となったようである。もちろん、多くの例外もあり、他人に種々の迷惑をかけた事例は、枚挙に暇がないことは言うまでもない。

翌1944年（昭和19年）には、空襲の被害を避けるため、学童の集団疎開が開始された。私は、父の戦友の実家に疎開をした。現在の愛知県大口町で大口村国民小学校へ通った。周辺は農家を中心とした村であり、稲を植えたり、蚕を飼ったり、都会とは別の生活があった。親元から離れての生活は寂しくもあったが、全く新鮮な気持ちで過ごすことができ、楽しい生活でもあった。

確か1945年（昭和20年）であったと思うが愛知県地方に大地震があり、三河地方へ疎開していた同級生が多数亡くなったと聞いた。厳しい情報規制があり、詳細は分からなかったが大変なことになったと感じた。

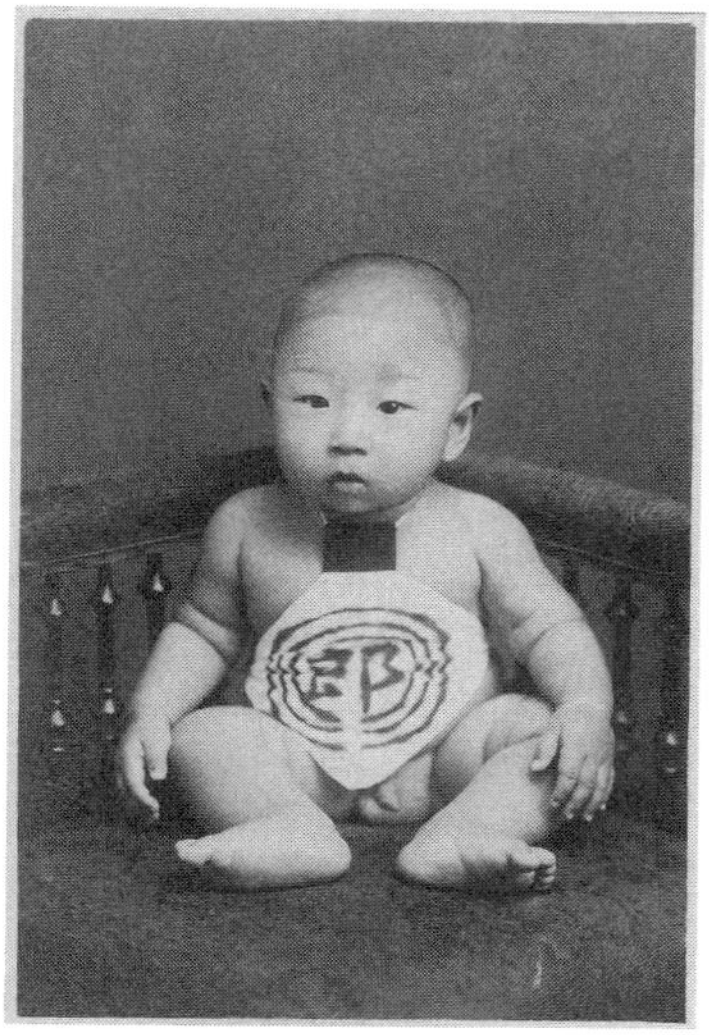
1933年（昭和8年） 生後8ヶ月

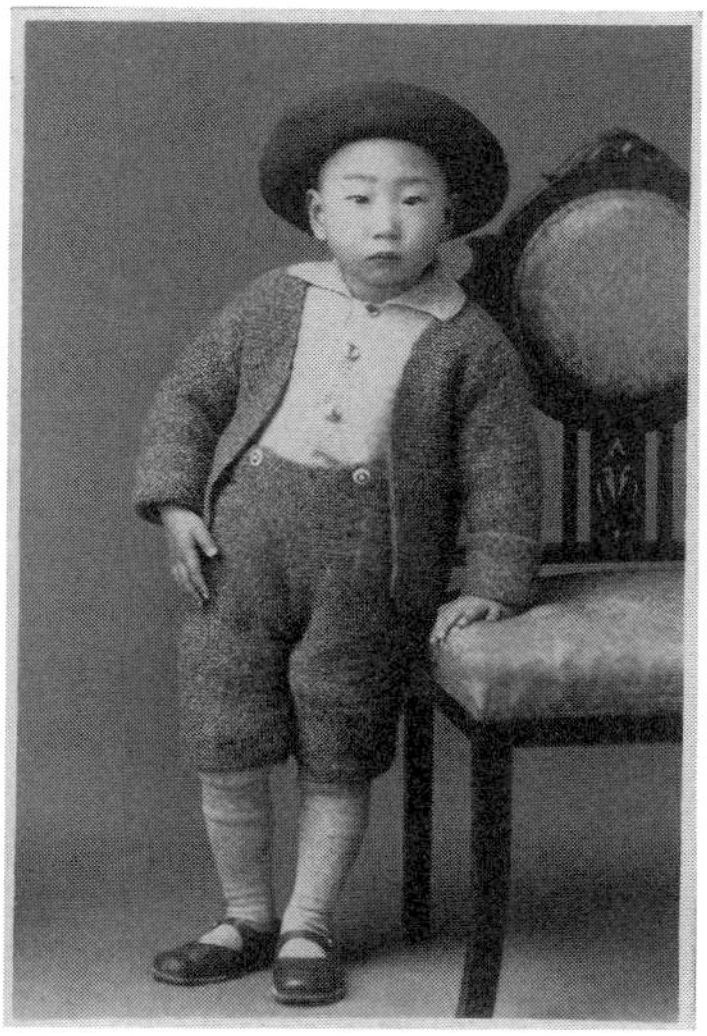
1936年（昭和11年） 3歳

ー中学校時代ー
偵察機の奇襲を避けながら30~40分の道のりを歩いて通った

１９４５年（昭和20年）春に、東別院近くにあった名古屋の実家に戻り、愛知県第五中学校へ入学した。戦争はますます激しくなり、名古屋もＢ29爆撃機による空襲が、いよいよ激烈となった。戦地へ招集されていた父と長兄を除く、母、次兄、私の３人は、空襲の度にわずかな荷物を担いで、夜中に逃げ回ったことを記憶している。

後年私がお世話になった、坂文種報徳會病院のある尾頭橋近くまで逃げたことを思い出す。焼夷弾が雨あられと落ちてくる中を逃げ回り、他人の家の防空壕へ飛び込んだりもした。後から人に聞いた話であるが、焼夷弾が、走っている馬に直撃したこともあったらしい。

翌朝、空襲が終わり、ホッとして母、次兄と東別院あたりまで来ると、東の方は見渡す限り火の手が上がっていた。私の家もその中にあったので、いよいよ駄目かと絶望的になったことを記憶している。

当時、父と長兄は戦地へ招集され、中国へ行っていたので、母と次兄と私の３人暮らし。生命の危険と生活の不安は言葉に表せないもので、特に母は大変な思いで私たちの面倒を見ていたと思う。次兄は母の助けになっていただろうが、何もできなかった私は、今もって悔やんでいる。

大井国民小学校も焼けてしまい、当然卒業式もなかった。謄写版で刷った小さい紙切れが卒業証書であった。どういう経緯か忘れてしまったが、先生が何十枚かの卒業証書を私に預け、級友に渡してくれと頼まれた。しかし、住居もわからず、連絡方法もなく、本人に渡す術はなかった。

愛知県立第五中学校には、偵察機の奇襲を避けながら30〜40分の道のりを歩いて通っていた。8月15日に登校すると、玉音放送があるので昼に講堂へ集まるようにと指示された。当時のラジオでは音声がはっきり聞こえず、天皇陛下のお言葉の意味がわからなかった。「皆で全員一丸となり頑張れ」と言われたのではないかなどと話し合っていた。すると、先生が飛んで来られて「日本は敗けた。全面降伏だ」と言われたので、びっくりして声も出なかった。

その後は戦後の生活苦が続いていたが、戦争の不安がなくなり活発に復興活動が開始されていった。間もなくすると外地から、軍人や一般の人やいろいろな人が引き揚げてこられた。名古屋駅にも引き揚げて来られた多くの人が集まって来て、関東や東北地方へ向かう汽車がひっきりなしに続いた。

私はそのころUNESCOに所属して、復興の手助けをしていた。今でいうボランティアである。私は少しでも慰めになればと、休みの日などに名古屋駅へ行って、停車中の汽車の窓から「長い間ご苦労様でした」などと言い、僅かの小遣いで買ったたばこをあげると大変喜ばれた。どうして中学生の身でと思われるかもしれないが、これも父の「世のため、人のために」と言う教えを実践しただけであった。もっとも、そのうち学業も忙しくなり、また生活にも困っていたので、いつの間にか止めてしまった。

中学2年になると、戦地へ行っていた父と長兄も無事に帰ってきた。体力的にかなり疲弊していたが、元気であったので喜んだ。これで、これまで食べ物もお金もなく、一人でやりくりしていた母も安心し、少しは楽になると思い、うれしかった。頼る人もない中でよくぞ私共家族を養ってくださったと、心から感謝している。

母からは、困った度ごとに、「負けるな」と教えられた。父からは、社会生活を送るためのいろいろなことを教えてもらった。3回も外地へ行っていたので、大変な苦労もあったと思うのだが、何かあると「世の中はそんなもんだ」と笑っていた。

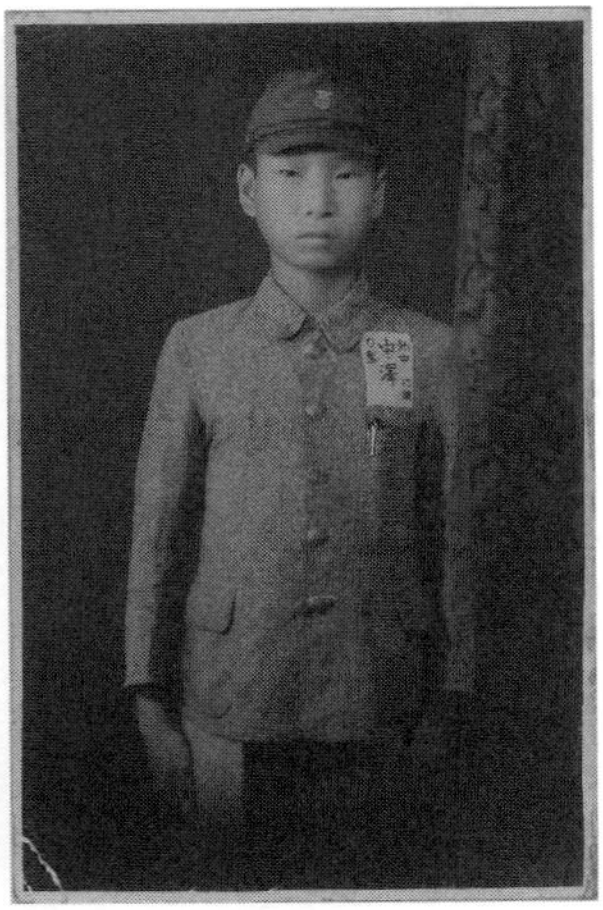

1945年（昭和20年）熱田中学校1年生

―高等学校時代―
胸膜炎で、寝たきりの病床生活をする羽目になってしまった

学区制の改革のため、高校は熱田高校から瑞陵高校、そして向陽高校へと毎年変わっていったが、自由な高校生活を送ることができた。バスケット部に所属して日が暮れるまで練習した。そのせいで学業成績は上がらず、さらに高校3年の時、胸膜炎に罹患し、3ヶ月間寝たきりの病床生活をする羽目になってしまった。

幸い、ストレプトマイシンが日本でも使用されだしたおかげで治癒はしたが、長期療養のせいで卒業は叶わなかった。私は、留年するものと決めてのんびりしていた。しかし、年も明け卒業時期が近づいた頃、担任の先生から留年はお前ひとりだし、これまでの成績もまずまずなので、よかったら卒業しても良いといわれた。留年しても友人も居ないし、ひとりでじっとしていても仕方ないので、ありがたく卒業させてもらうことにした。

しかし、卒業はしたものの大学受験の願書提出期限はほとんど終わっており、考えた末に私は数学が苦手であったので、翌年の受験用に数学の勉強でもしようかと名古屋工業大学窯業科に願書を出したところ合格してしまった。

合格はしたものの初めから希望しない科でもあり、講義は面白くなく、数学の勉強にもならないと考え、すぐに退学してしまった。予備校もあったが、親に負担をかけたくなかったので、一人で深夜に受験勉強をすることにした。正に、昼夜逆転の生活で、夕方、家族と食事をした後は、部屋に閉じこもって参考書や問題集を読みまくった。午前0時ごろに台所へ行ってキャベツを刻み、豚肉の細切れと卵をいれ、いわゆる私流の野菜炒めを作った。ごはんを山盛りにして食べ、休む間もなく勉強を続けた。

深夜一人でいると、現在のように音も光もなく、砂漠の中にポツンと一人いるようで全くの孤独であった。実に、わびしいというか寂しいというか気分の良いものではなかった。そして、朝食をとってから寝た。この繰り返しを受験まで続けた。

途中、挫折しそうになることもあったが、他の道を考えることができず、ひたすら受験勉強に打ち込んだ。その甲斐あってか、1953年（昭和28年）4月に名古屋大学医学部に合格した。両親も兄たちも喜んでくれたし、私もこれで将来の目標が決まったという安心感でいっぱいであった。

―名古屋大学医学部時代―
まったく不純な動機で医師を目指したが……

医学部を目指したのには理由がある。当時はまだ、戦後の影響が色濃く残っており、外国が侵入してきたら強制労働をさせられたり、場合によっては生命の危険があるかもしれないという風評が一部にあった。そのころは父も中国から帰還しており、戦地での悲惨な経験からだと思うのだが、「何か技能を持っていないと厳しい強制労働をさせられるかもしれない。医者になればその心配はないだろう」と言っていた。その言葉通りに医者を志願したわけである。

誠に節操のない考え方で、非難されても仕方がないのだが、当時の私にとっては真剣に考えた結果であった。もっとも、「世のため、人のために」という私の生活信条からも納得できることであったので、今でも良かったと思っている。

まったく不純な動機で医師を目指したが、当時は戦争に対する不安や死への恐怖を、気の弱い私は人一倍感じていた。しかし、医師になった以上は世のため人のためになる医師になろうと決心した。これは前述の父の教えが強く影響したことは言うまでもない。

しかし、成人前の若い身である。そうは思っていても、結局勉学よりも遊びの方に力が入ってしまった。昼休みには食事をしながら囲碁を打ち、午後の授業にずれ込むこともしばしばあった。

高校時代からやっていたバスケットも続けた。名古屋大学全学のバスケット部に所属し、勉強そっちのけで練習したおかげで、東海地区では常に優勝候補であった。正確な日時は忘れたが、戦後、全日本学生バスケット大会を開催することになり東海支部の委員長をしていた私が運営のお手伝いをすることになった。当時は戦後の荒々しい雰囲気が残っており、大学間の対抗意識も強く、事務運営は一筋縄では行かなかった。一つ意見を提案するとすぐに反対され、何も決まらないので大変苦労した。

上役に当たる実業団の方からは「何をやっているんだ」とか「しっかりしろ」と言われ、閉口した。そこで、仕方がないので各大学の主だった運営委員を私の家に呼んで、一升瓶を2〜3本机の上に置いて、「まあ飲もう」と言いながら杯をあげていき、少し和んだところで会を進めていった。お互いに打ち解けたころを見計らって、種々提案したので比較的容易に会は進行し、開催へ向けての準備が整った。あまり、いいやり方とは思わないが、時には有用な方法ではあり、後年、各種の運営に携わった時などにも役に立った。

あるとき医療見学があり、名古屋市のある病院にグループで出かけて行った。そこに入院していた患者さんの一人は、肺結核を患って長期間入院しておられた。私たち学生は、病気のことや入院中の生活などの苦労話を聞かせてもらったが、今も記憶に残っているのは「医者も看護婦さんも良くしてくれるが、金がないので何も買えない。今、一番困っているのは明日から排便後の尻をふく紙がないこと。どうしようかと思っている」と言われたことである。「これまでは、看護婦さんに新聞紙をもらっていたが、今日で使い切ってしまったので本当に困った」と涙を流さんばかりに言われた。学生である私はそれに対し、何らなす術もなく、暗い気持ちで帰ってきた。

生活保護や医療保険、社会保険制度もほとんどなかった時代と思うが、戦後の復興もまだ十分でなかったこともあり、今でも折に触れて思い出す心痛む体験である。

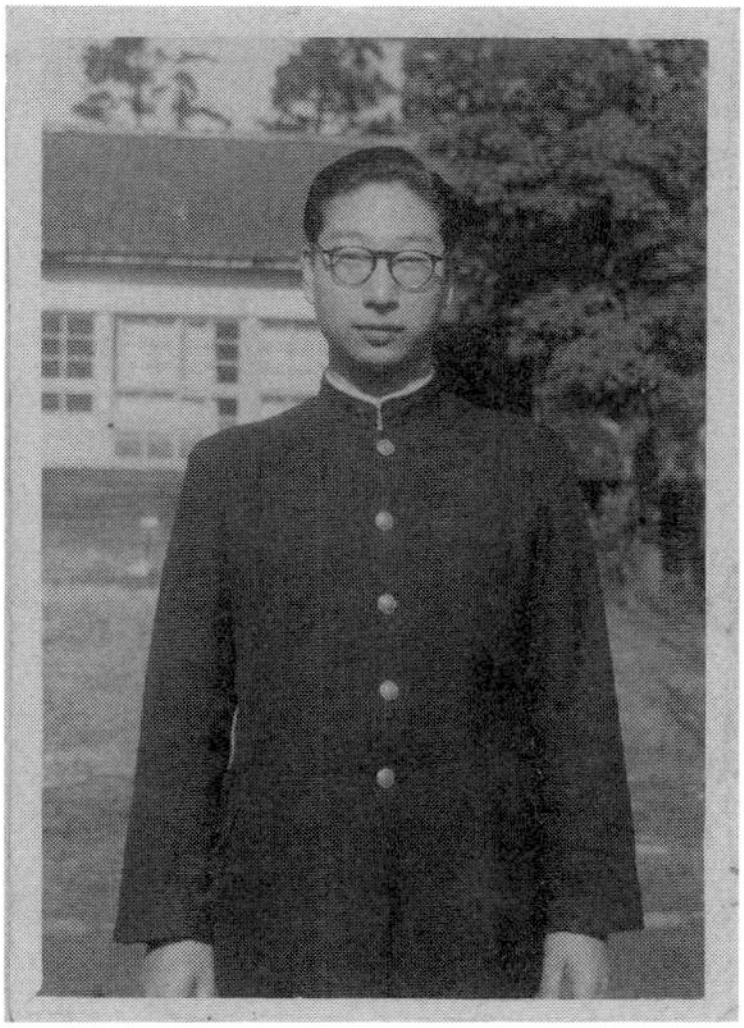

1955年（昭和30年）前後
名古屋大学医学部学生時代

第2章

臨床と実験の二足のわらじ
若き情熱の邁進

ー国立松山病院時代ー

生まれて初めての胃透視で、腫瘍性病変を見つけた

1958年（昭和33年）にインターンで実地研修を行い、1959年（昭和34年）に医師国家試験に合格、青山内科に入局した。しばらくしたら国立松山病院勤務を命ぜられ、同年7月に松山へ赴任した。宇野から船で高松へ渡り、予讃線に乗りついで松山に着いた。初めての長旅で疲れたが、社会的にも医師として認められたような気がして、気分が高揚していた。

生活の不安もあったが、幸い、家内のかをると一緒であったし、先輩の先生方が親切に、公私とも面倒を見てくださったので、比較的落ち着いて勤務・生活をすることができた。松山は歴史的にも大変古い土地で、正岡子規が生活していたこともあり、俳句が盛んであった。また、私たちは道後に居をかまえたので、町内会員として回数券で温泉に安く入ることができ、道後温泉でよく汗を流した。さすがに快適で、入浴後に愛媛県産のポンジュースを確か1杯10円ぐらいで飲んだことは今でも忘れない。

ただ、松山での生活は厳しく、月給約1万5千円で、家賃が同じく約1万5千円だった。これでは食べることもできないので、父に頼み込んで1年間仕送りをしてもらった。したがって、松山では最低の生活しかできなかった。

それにしても、見るもの聞くもの新しいことばかりで大変楽しかった。松山病院では新人の内科医として勤務したが、国家試験に合格したばかりの初心者なので何も分からず、暇な時間に学生時代の不勉強を取り戻そうとハリソンの内科書を、辞書を片手に少しずつ読んだ。

ある時、副院長の福田元恭先生から「胃透視をやってみろ」と言われた。生まれて初めての胃透視で、胃X線診断学などを参考にしながら検査したところ、胃体部大湾側に腫瘍性病変が見つかった。

成書通りの所見で、医師になって初めて胃癌の診断をした。その時は病院の内科医、外科医とも私の診断を信用せず半信半疑であったようだ。外科医長がまあ、内科がそう言うんだから手術しましょうということになり、開腹手術がなされた。そのとき外科医が「手で触っても腫瘍はふれないよ」と言われたらしいが、福田先生が手術することを強く進言されたと聞いている。開腹したところ今でいうBorrmann 3型が見つかり、胃透視の診断が正しかったので、診断した医師としてほっとした。

ー町立湖西病院時代ー
「癌研究会付属病院へ1年間研修に行って来い」

松山病院で約1年間勤務した後、静岡県の町立湖西病院へ転勤した。湖西病院では内科医として内科全般の診療に従事した。往診などもあり、多忙ではあったがそれなりに楽しい時期でもあった。

1962年(昭和37年)に長女三佳子が生まれた。余談ではあるが、二人目を産もうかと思っていたところ、身近に妊娠腎がひどくなった人がおられ、それを見てかをるも出産をためらうようになった。私が慢性腎炎で腎機能がやや低下しており、先輩の医師に診てもらったところ、腎機能が低下していても長生きをする人もあると言われたが、二人ともいなくなったら子供が可哀そうだと思い、いろいろ悩んだ末、子供には気の毒とも思ったが、二人目を産むことを断念した。

湖西病院に来てからは給料も上がり、親の助けを受けなくても十分生活できるようになった。湖西病院での生活が2~3年を過ぎて、私はこのまま内科医となるか、何か専門性を身につけるべきか迷いかけていたところ、青山内科医局長から呼び出しがかかった。1963年(昭和38年)のことだ。

さっそく出向くと、「東京の癌研究会付属病院へ1年間研修に行って来い」と言われた。少し迷ったが、当時の医学の発展はまことに目覚ましく、専門医として研究・診療した方が医師として充実した生活ができるのではないかと判断し、癌研究会付属病院へ行くことを決心した。その頃は、胃カメラという胃内視鏡検査が臨床の場で活躍し始めており、早期胃癌の発見にレントゲン検査とともに最も有用な診断法と言われ、全国的に広まりつつあった。

ー癌研究会付属病院時代ー

生まれて初めての東京生活は、目新しいものばかりであった

生まれて初めての東京生活は、松山時代と同じく目新しいものばかりであったが、面白いことに、病院の収入が3万円で家賃が3万円という状況も松山時代と同じ。水も飲めず、空気を吸って生きなければならない生活に戻ってしまった。止むを得ず、また父に頼んで1年間借金することになった。かをるも乏しい金額で、5円、7円、10円のコロッケがあると安い5円のコロッケを買って生活を支えてくれた。感謝している。

癌研では最初、銀座2丁目の病院へ通っていたが、間もなく大塚の病院で研修することになった。研修ではあったがこちらも一応、内科医として数年の経験もあり、通常の診療はできた。癌研はもともと自由な雰囲気のある病院で、同じく研修医として熊本から来た外科医の三隅厚信先生とともに自由に研究させていただいた。

間もなく、世界的にも有名な東北大学の黒川利雄先生が院長として赴任され、病院は活気が増した。私はこの機会を逃すまいと黒川先生に願い出て、外来診察の際の Beschreiber をさせていただいた。黒川先生の患者への応対、診察の態度などは大いに参考になり、現在の私の診

療姿勢の基礎となっている。黒川先生の悠揚迫らざる診察は実に堂々としたもので、患者さんは安心して診察を受けられており、その人望は誠に大なるものがあった。

癌研滞在中の約1年間、V型胃カメラ、胃透視を中心に研修させていただき、大いに成果が上がった。短期間にできるだけ胃癌について知識、技術などを習得すべく、昼休みには食事もそこそこに手術標本の病理診断を勉強した。臨床所見から手術胃の肉眼所見や組織所見が全て記述されているので、それを見ながら顕微鏡をのぞいていた。癌研滞在中、かなりの標本を見たと思っている。この基礎的勉強が帰名してからの内視鏡診断、レントゲン診断に大いに役立った。

―名古屋大学医学部時代―
終わって外に出ると、すでに日が昇っていたこともあった

無事に癌研での研修を終え、名古屋大学医学部第2内科へ帰局すると、胃カメラ研究室（第6研究室）へ配属された。しばらく、医局の先生方と同様に、診療と研究に従事していた。その頃、愛知県がんセンターが開設されることになり、私も消化器病医の一員として赴任することになった。そこでは、内視鏡診断を中心に診療を行ってきたが、翌1965年（昭和40年）6月になって名古屋大学医学部第2内科へ帰局するよう命ぜられた。そして第2内科助手として第6研究室で研究生活を送るようになった。

消化性潰瘍の原因、診断および治療、胃がんの早期診断、炎症性腸疾患の原因、診断および治療などが主なテーマであった。私共のグループは、消化性潰瘍の原因、診断および治療と、早期胃がん診断の研究にまずとりかかった。

第6研究室での私の役割は医学博士を養成することで、しかも費用は少なく、自分で稼げ、論文のテーマは自分で考えろ、期限は2～3年でつくれ、赴任人事権はない、という今から考えれば随分過酷なものであった。一度に8人も6研に入られ、どうしようかと困惑したことも

あった。しかし、私は若かったせいもあり、研究をしっかりするだけでなく、研究室の先生たちが良き臨床医になれるようにと、大いに努力したつもりである。

その甲斐あって、多くの先生が大学から各病院へ赴任されて、活躍された。また研究面についても、学会で立派な業績を発表され、活躍された。日本消化器病学会や日本消化器内視鏡学会の他、消化器関連の学会運営面でも貢献された芳野純治名誉教授や乾和郎教授もおられ、ともに苦労した仲間として誠に喜ばしいことである。

名古屋大学時代は、日中は外来診察、検査、回診などの内科医として勤務し、それが終わってから実験研究を行った。動物実験の場合は研究項目や内容などがそれぞれ異なるので、外出も帰宅もできず、休み時間には碁を打ったり麻雀をしたりしていた。

当時、解剖例を用いての研究もしており、名古屋大学医学部の牛島宥教授にお願いして、解剖例があったら一部の組織をお借りする許可を得ていた。なので、夜中に対象があると愛知県内の病院へ駆けつけ、研究材料を大学に持ち帰って研究した。終わって外に出ると、すでに日が昇っていたこともあった。

このように臨床と実験の二足のわらじを履くと、家に帰るのは、ほぼ毎日夜遅くなる。朝は午前7時頃には家を出るので、家ではほとんど寝るだけ。十分な家庭生活は送れなかった。良く我慢して付き合ってくれたものと、家内と娘に感謝するとともに、申し訳なく思っている。

休日はなるべく一緒に過ごそうと思っていたのだが、昼寝ばかりして家族に迷惑をかけてしまった。好きなスキーを止め、ゴルフもやらず、車の免許もとらなかったのは、僅かの償いの気持ちだったかもしれない。

―名古屋大学医学部時代　消化管研究―
私たちは犬にシンカフェンを投与し、線状潰瘍の作成に成功した

その頃は、消化性潰瘍の中の線状潰瘍の発生機序についての論争もあり、大井実先生の発生説などが知られていた。私たちは犬にシンカフェンを投与し、線状潰瘍の作成に成功した。また、ラットを用いて、胃の分泌、運動機能を研究し、胃粘膜障害の発生や治療法などを毎日のように繰り返し研究していた。消化性潰瘍は、ストレス潰瘍と言われたこともあり、心身症との関連で論ぜられたこともあった。

面会の際、機嫌の悪い人と会うときは気をつけろという意味で〝Watch out for his ulcer〟という英語があることを何かの本で読んだことがある。潰瘍の原因や結果の問題ではなく、取り扱いが厄介なこともあったのであろう。

私はセリエの汎適応症候群に興味を持っており、関係書籍を何度も読んでいたが、実態が今一つ分からなかった。当時、九州大学の池見酉次郎教授がその道の専門で内外に名を馳せておられたので、さっそく教えを乞いにいった。

消化器関係では中川哲也先生、中井吉英先生らがおられ、熱心に討論されていた。教室の回

診にも参加させていただき、勉強になった。ただ、潰瘍の診断に問診や診療内科的手法が重要視されており、内視鏡検査など形態的診断がそれほどではなかったので、潰瘍の一部に癌があったら困るなと思った。それでも、中川先生、中井先生に心身医学的医療を親切に教えていただき、その後の私の診療に大いに役立った。

それが縁で、池見教室の先生方との交流はしばらく続いた。中井先生とは彼が関西医科大学教授になられてから現在もお付き合いしている。しかし、1983年Warren とMarshall らが *Helicobacter pylori* を発見してからは、*H.pylori* の除菌をすれば潰瘍は治癒し、再発もほとんどしないということになり、潰瘍研究の情熱は急速に凋んでしまった。

胃がんについては発生研究が世界中で行われてきたが、その一つに日本とハワイに住む日本人で胃がんの発生に相違があることから、食生活が重視され、米や塩分のとりすぎなどが想定されていた。一時は〝Rice makes stomach cancer〟という会話がまかり通っていたが、これも *H.pylori* の出現で、発がん物質も同定され、除菌が胃がん発生予防の最大目標となった。現在、国をあげて *H.pylori*、ペプシノーゲンの血清診断が行われており、胃がん撲滅へ向けて成果を挙げている。

余談ではあるが、早期胃がんの内視鏡診断に最初に成功したのは名古屋大学医学部の桐原外科で、現在のⅡcに相当すると記載されており、粘膜下層までの浸潤であったという。このように伝統ある名古屋大学であるからという訳ではないが、早期胃がんも多数診断し、社会的にも大いに貢献したものである。その他、慢性胃炎の研究も潰瘍やがんとの関連で盛んに行われており、私たちも胃粘膜萎縮の発生機序を知るため、乳幼児の胃粘膜を用いて組織的に研究したり、同時に臨床的にも多数例に経時的研究を実施したこともあった。

―名古屋大学医学部時代　胆道・膵研究―
USを体内に誘導できれば、
さらに詳細な所見を得られるはず

私は一臓器、一病変に固執するのではなく、一人の人間として全体的に診ることに関心が強く、最初は消化性潰瘍や胃がんの研究をしたが、当時、消化器病の中でも診断が困難であった胆石、胆道がんや膵がんなどの研究も手掛けていった。

その頃、神奈川県足柄山近くに高山欽哉先生という外科医がおられた。当時普及しかけていた内視鏡を同級生の常岡健二先生に教えてもらいに行ったところ、「外科医のお前がしなくてもいい」と言われたそうである。先生はそのまま引き下がるような人ではなく、自分で研究され消化器内視鏡で検査をされていた。特に、経皮的内視鏡法を独自に開発され、胃内を観察し、また胃運動を研究され、胃の逆蠕動を見つけ、動画に撮られていた。

高山先生はまた、胆道や膵臓疾患にも関心を持たれ、外科医でありながら、その頃概念も完全には明確でなかった慢性膵炎、特に軽症慢性膵炎の研究に独特の理論を持ち、臨床にも応用されていた。それが「高山の圧痛点」と言われたこともある理論である。

私は、先生の誰とでも気楽に話される悠揚迫らざる人柄に惹かれ、毎週のごとく新幹線で小田原まで行き、それから小一時間かけて山北の診療所へ通った。そこで、診察したり、経皮的内視鏡の助手をしたりしながら、その間に先生の医学・医療に対するお考えなどを拝聴した。本当に人徳のある先生で、今でも懐かしく思い出している。

当時は胆・膵の形態を描写することは困難であり、まして膵臓を造影することはほとんどできなかった。学生時代に放射線科の教授が現在のCTの前身のような方式で腹部の画像を示され、これが膵臓だと教えられたが、霧の中にぼんやりとした像があるだけで膵臓とは思えなかった。胆道系については、静脈注射法や経口法などの他、新たにPTCやEPCG（後にERCPに統一された）が出現し、急速に胆道・膵疾患の診療に光明が見出された。

さらに、US、CT、MRI、PETなどが開発され、胆道・膵疾患も容易に臨床の場で扱われるようになった。USについては健診に導入しようと、竹原靖明先生、有山襄先生らと図り、沖縄の伊是名島へ出かけて初めて健診を行った。良好な成果を上げたので、次いで九州の壱岐へ出かけてUS健診を行った。ここでも良い結果が得られたので数年間続いた。

EUS（超音波内視鏡）については、通常のUSが体表からの描写なので、これを内視鏡を用いて体内に誘導し、そこから発信すれば、さらに詳細な所見を得ることができ、同時に内視鏡所見も観察できるのではないかと考えていた。が、内視鏡が空気を必要とするに反し、USは空気が邪魔で造影されず、矛盾するので両者を一つの機具で行うのは不可能だということになっていた。

ところが、ある日、機械メーカーが来られて、内視鏡の先端にＵＳ装置を取り付け、内視鏡下に水を注入すれば管腔内超音波検査ができるのではないかという話になった。札幌医科大学の福田守道先生、京都府立医科大学の川井啓市先生と3施設で個別ではあったが共同研究がなされ、ＥＵＳが臨床に使用可能となった。体外からの描出とは異なり、体内の病変近くからの観察なので、より詳細な所見を得ることができ、画期的診断法ができたものだと喜んだ。私たちは解剖例を用いて、超音波画像と局所組織との対比を行いながら研究を進めていった。ＥＵＳは世界的にも認められ、さらにＥＵＳを通して穿刺生検を行い、病理診断も可能となった。これも研究室の仲間の努力があったればこそと感謝している。

私はＥＵＳを応用して、病変の局所治療を行うことができると良いと思っていた。

ＥＵＳは消化管にも有用で、層構造の分析や病変の存在部位の把握、癌浸潤の程度検査などにも優れており、臨床に大いに役立っている。

―名古屋大学医学部時代 胆道・膵研究2―
あるとき、台湾大学醫院内科部の王徳宏教授を紹介された

話は変わるが、あるとき、正確な日時は忘れてしまったが、台湾大学醫院内科部の王徳宏教授を紹介された。王先生は内視鏡をいち早く導入され、台湾の内視鏡診療の普及、発展に主導的役割を果たされていた。その時も全国の大学を訪問されていたが、たまたま名古屋に来られるとのことでお会いした。最初の挨拶をつたない英語でしたらニコニコされながらきれいな日本語で「やあ、どうも」と言われてしまった。考えてみれば王先生は私よりも年上で、日本語も私よりも早く覚えられていたのである。気取らない態度で気さくに話されるので、私も急に親しみを覚え、あたかも何年来の知己のごとくに感じ、気楽に日本や台湾の内視鏡診療について話をさせていただいた。

王先生もそんな私を見て安心されたのか、王先生の親戚筋にあたる方が名古屋に住んでおられるので病気の時はよろしくと頼まれた。その方とは病気の相談に乗ったり、また時々食事をしたりしたが、ある時、子供さんが結婚するので、結婚式に出てほしいと言われた。台湾の結婚式がどんなものか興味があり、喜んで出席した。

台湾の大きなホテルの大会場で何百人も出席された。内容は私の知っている日本の結婚式とほぼ同じようで、出席の皆さんは美味しい食べ物に夢中になっておられた。祝辞も述べたが喧騒にかき消されてしまった。その後、2~3度台湾へ呼ばれ、研究会で講演したり台湾大学醫院の内科を見学させていただいたりしたが、ある時、台湾観光をすすめられ、台湾の北にある基隆から南の高雄の先まで、日本語の達者なガイドと旅行した。

基隆は日本からも船がよく通った港町で、狭い通路を歩いたが感慨深かった。高雄では大学教授とお会いした。日本の内視鏡学の発展を喜んでおられた。その後、台湾南端のビーチリゾート墾丁へ連れていってもらった。南国の海は澄んでいて大変きれいで、公園にある木々も太く、大きく野性的であった。

また、八田与一さんが陣頭指揮をして作り上げた烏山頭ダムをみたときは感激した。当時の住民とともにまさに寝食を共にしての作業であったらしく、その苦労は筆舌に尽くしがたいものであったと思う。その時も満々と水が湛えられていた。

その帰りに台湾原住民の家に立ち寄った。嫌がりもせずに見せてもらったが、彼がいきなりうれしそうな顔をして「浅草」「上野」と言ったのには驚いた。聞けば、日本に兵隊として行ったことがあるというのである。彼が日本や日本人に対しどんな感情をもっているかを知ることはできなかったが、歴史の繋がりをつくづく考えさせられた。

王先生は私の親父になんとなく風貌が似ているので、特に親しみを覚えている。その後も、日本でもお会いし、国際会議で外国に出張したときにはよくお話をさせていただいた。今でも年賀状のやり取りをしている。

このように、臨床に、研究に多忙な日々を過ごしてきたが、気が付けば50歳も半ばを過ぎ、そろそろ体の衰えを感ずるようになってきた。このまま終わってしまっては何となく納得できないので、どうしようかと今後の生き方を考えるようになっていた。定年までいても良いが、助教授のままではなんとなく物足りないし、かといって昇進の道はなく病院へ赴任することもままならず、種々悩んでいた。

そこへ、日頃から病理診断などでお世話になっていた牛島宥先生から藤田学園保健衛生大学坂文種報德會病院へ来ないかと誘われた。ちょうど潮時かもしれないと考え、お世話になることにした。当時は藤田学園名古屋保健衛生大学と言っていたかもしれないが、理事長、学長の承認を得て昭和から平成に変わる平成元年（1989年）5月に坂文種報德會病院内科教授として着任した。

第3章

医師として、人として
知識と技能の
研鑽の日々

―藤田保健衛生大学坂文種報德會病院時代―

早速ＰＴＣ-Ｄを行い、見事に黄疸が軽減し、早期胃がんも診断できた

幸い、坂文種報德會病院、通称、ばんたね病院がある尾頭橋は私が以前住んでいた東別院に比較的近いところにあり、戦前から知っていたので違和感もなく、却って親近感をもって勤務することができた。

教授として行くからには、大学生の教育と同時に教室の発展と向上を考えなければならない。そこで研究しながら医師としての能力を高めるために従事している医局員が、知識・技術を習得し、優秀な臨床医になるよう、指導・支援するという大きな責務が私の全体にかかってくるわけである。熟慮した結果、私はやはり「世のため、人のために」に役立つ臨床医になる応援をしようと決めた。実際には指導などというのはおこがましいので、仲間として一緒に切磋琢磨しようとしたのである。

幸いなことに、名古屋大学医学部第2内科時代の仲間である芳野純治先生、乾和郎先生らが一緒に来てくれたので、安心して研究に、診療に、さらには教室の名を上げるべく学会活動に専念することができた。

また、私が赴任したときには、既に岸 克彦先生、戸田信正先生、山近 仁先生・礼子先生ご夫妻、古田てるひ先生、藤本正夫先生、渡辺健一先生、奥村泰明先生、印牧直人先生、度会京子先生、鈴井紀子先生、他（順不同）、多くの先生方が勤務されており、立派に活動されていた。その後、朝倉直子先生、奥嶋一武先生、藤岡恒之先生、渡邉量巳先生、清水深雪先生などが、そして、小林 隆先生、三好広尚先生、原田 公先生や杉山和久先生、滝 徳人先生、西尾浩志先生が参加された。それ以後も多くの先生が参加されたが紙数の関係で省略させていただく。

坂文種報徳會病院は、戦前よりばんたね病院として地域の皆様から親しまれた有名な病院で、多数の患者さんが治療を受けておられた。１９３０年（昭和５年）に坂様が地域の低所得者を対象として医療救済・社会福祉事業に寄与することを目的に開院された。１９７１年（昭和46年）学校法人藤田学園が医学部創設に当たり、藤田学園に移行し、藤田学園名古屋保健衛生大学ばんたね病院となった。

１９８９年（平成1年）５月から２０００年（平成12年）３月までお世話になった。その間、病院の改築や教室の活動など実にさまざまな事柄が思い出され、枚挙に暇がないのだが、記憶をたどって2～3の出来事を記すことにする。

まず、閉塞性黄疸の患者さんが何人か入院されていた。その頃、ＰＴＣ-Ｄが広く実施されていたが、まだすべての施設で行われていたわけではなかった。早速ＰＴＣ-Ｄを行い、当然ではあるが見事に黄疸が軽減した。患者さんたちは面会室へ出かけて、楽しく会話を交わすことができるようになった。根治的な治療法ではないものの患者さんの苦痛を除くことができ、大変喜ばれたことを覚えている。

早期胃がんも次々と診断され、早期治療ができた。これが後に早期胃がんの内視鏡治療へと発展していくのであり、現在では一般的な治療法となっている。

―藤田保健衛生大学坂文種報徳會病院時代2―
あるとき、女性医師が数人で私の部屋へ来られた

あるとき、女性医師が数人で私の部屋へ来られた。私の教室運営に疑問を持たれたそうで、そのときは団体交渉とはこうゆうものかと思った。内容は女性医師の扱いが厳しすぎるということであった。現今は男女の差別撤廃そして平等に扱うというのが当たりまえであるが、女性は男性とは違うのだからもう少し丁寧にというか優しく対応して欲しいというように私は受け取った。

私にとっては寝耳に水で、思ってもみなかったことを言われてびっくりしてしまった。私はばんたね病院へ赴任した当初から力仕事などは別にして、男性も女性も一人の医師として診療・研究に従事するもので、特別の場合を除いて両者を区別してはいけないと思っていた。私は医療行為に男性も女性もなく、区別なく等しく扱うことが当然と考えていて、医療行為の中で、患者を癒す、慰めるということについていえば、女性の方が適している面があり、もっと女性医師が積極的に活動すべきと説明した。

例えば、内視鏡検査にしても超音波検査にしても、患者さんが待っているのに女性医師は検査に取り掛からず男性医師が来るのを待っているように感じていた。そこで「予約でない限り

先着順にどんどん検査をしてほしい」と話した。何か反対意見や他の要求があるのかと思っていたが、その日はそれで終わり、皆さん帰っていかれた。

その後、どういう話し合いがなされたかは知らなかった。翌朝、出勤後に内視鏡検査室へ行くと、やはり患者さんは待っているのに女性医師はただ座って男性医師が来るのを待っている様子だった。「準備ができたらすぐに検査を始めよう」と言ったら、女性医師はすぐに立ち上がって検査に取り掛かった。もちろん、彼女らはすでに多数例の検査を行っていて、十分な検査能力もあったので、何のためらいもなく次々と検査を進めていったのである。

以後、ときどき顔を出したが男性医師に混じって堂々と検査を行っておられ、内心、安心してもう大丈夫だと思った。私にとっては誠に喜ばしい光景で、やっと、ばんたねへ来た甲斐があったと心が和んだ。この光景は今でも心に焼き付いており、ときどき鮮明に思い出している。

また、彼女たちは学会にも研究発表をされるようになり、喜ばしいことだと思った。私は大学に勤務するときは、医学の研究に従事することが普通で、励ますことはしたが、無理じいをしたことはないと思っていた。しかし、後になって考えると、彼女らの本心は勤務が厳しいので、もっと勤務内容を緩くしてほしいとの要望だったのかも知れなかった。もし、そうであるなら、私の勝手読みで、わが身の不明を恥じる他ない。

ー藤田保健衛生大学坂文種報德會病院時代3ー
定年少し前に、サンフランシスコで家内とともに約1ヶ月生活した

日々の業務を遂行して、教室の先生方と診療に研究に従事し、それなりに成果も上がり、充実した生活を送ることができた。そのほか、思い出すことがたくさんあるが、紹介できないのが残念である。この間、私どもの教室には多くの医師が入局され、熱心に研究・診療に従事された。

私は、希望があれば喜んで誰でも受け入れるように心がけていたので、保健衛生大学卒業の医師の他、三重県、岐阜県など他県からの希望者を含め、遠く九州からも来ていただき、活気溢れる生活であったと思う。これも「来るものを拒まず、去る者を追わず」の考えで、ともに診療、研究に励もうという気持ちだった。今でもその先生方との交流があり、良かったと思っている。先生方のお名前を挙げたいが、多すぎて漏れる心配もあるので割愛させていただくことにする。

定年少し前になって、以前から考えていたことだが、外国の医学生活や日常生活を一度体験したいと思い、後藤義明先生のお世話でサンフランシスコで家内とともに約1ヶ月生活した。

最初は3ヶ月くらいを考えていたが、許可が下りず残念であった。サンフランシスコ校の講義を見学したり、病室を見学したり、種々体験することができた。

しかし、多くは市街を歩き回ったり、美味しいものを食べたりした日常生活であった。宿泊は大学の学生宿舎を借りることができた。私は定年前に一度外国生活を体験したかったのであったが、後藤先生のご紹介で受け入れていただいたデバス教授は勉強に来たと思っていたようで、図書室やら研究室やらを紹介して頂いた。それなのに、私が研究も勉強もせず遊んでばかりいるので呆れてしまわれたらしい。

わずか1ヶ月ではあったが、良い経験ができ、今でも時々思い出して懐かしんでいる。こうして2000年（平成12年）3月、無事定年退職することができた。この間、芳野純治教授、乾和郎助教授（後に教授へ昇進）や、何人かの講師が誕生したことは誠にめでたいことである。特に、芳野教授には教室運営の多くをお任せすることができた。

おかげで私は全国的な学会活動に力を注ぐことができた。紙面をお借りして深謝する次第である。芳野先生は、特に、内視鏡学の面では常に全国的な活躍をされた。もちろん、乾先生にも教室運営を支えていただいた。また、胆道・膵研究では日本をリードする業績を多数発表された。その他教室員全員が各々の立場で活躍をされたので、教室全体に活気がみなぎっていた。

―セミナー・研究会の開催―
獲得した知識、技能を、
独りよがりのものにしないために

臨床医学は、大学医学部での勉強や、卒業後の附属病院や地域の病院で先輩から学んだり自ら研修したり、あるいはまた患者診療を通して患者自身から学んだりして、医師としての能力を高めていくのが普通である。しかし、大学で獲得した知識と臨床の現場とではかなりの差があり、大学で得た知識をそのまま患者診療に当てはめられないことがまま起こってくる。

しかも、ひとつの現場で研鑽を積み、一人前の医師となったとしても、時には獲得した知識、技能は世界の医療レベルから見ると、ひょっとして独りよがりのもので不十分なものかもしれないと思ったのである。そこで、この両者の溝を埋めるため大学とは関係なく同好の医師と研究会を持つことを考えた。

(1) 東海胆道研究会

名古屋大学時代に異なった研究グループとの研究発表交流があると良いと考えていたので、東海4県の各大学、研究機関、病院などに働きかけ、藤沢薬品工業株式会社のお世話で発表討論会をもった。大変盛況で、一例をあげると東京女子医科大学の羽生富士夫教授を講師としてお呼びしたとき、私たちの活発な討論に驚かれ、東京に戻ってから、「名古屋であれだけやっているんだから君たちももっと活発にやったらどうか」と言われたそうである。

また、大垣市民病院の蜂須賀喜多男院長は、中央席にでんと構えられ、最後までじっと発表・討論を聞いておられた。お世話をした一人として、私は大変感銘を受け、学問する態度とはこれだと思いを新たにした記憶がある。先生は部下に多数の症例を見ることの重要性を常に説かれていたとのことである。

(2) 川島セミナー

1989年(平成元年)9月に、エーザイ株式会社の川島工場にある会場で実施した。愛知県だけでなく岐阜県、三重県、静岡県からも参加され、盛況であった。

せっかくなので初日の夕べは懇親の場も設けた。川島工場には池があり、そこでビールを飲みながら昼間の研究会で足らない点を補ったり、親睦を深めていった。その後、会場を移して何回も行ったが次第にマンネリ化し、また、エーザイの方針もあり、廃止された。

しかし、大いに役立ったと私は思っている。

(3) 胆膵治療研究会

1990年（平成2年）7月に、川島セミナーとは違って、お互いの研究発表の場として研究会を名古屋市内のエーザイ支店で開催した。これには、内藤靖夫先生や乾和郎先生他にご尽力いただいた。

毎回、全国的に有名な講師を招き、東海4県他からの多数の参加者を得て活発に行われ、現在も引き続き開催されている。各研究グループの発表であり、他流試合的な感もあり、それなりに緊張感もあって有意義であったと思っている。

(4) 親睦会

名古屋大学時代には、第6研究室の六をとって『六和会《ろくわかい》』という親睦会を持っていた。和は和やかに皆と過ごしたいという意味を含んでいる。言ってみれば単に遊ぶ会であったが、会員の融和を図るには適していたと思っている。

ばんたね病院へ移ってからは、名古屋大学6研のメンバーとは、和の代わりに大学の隣にある鶴舞公園の舞うを考え、また和と舞との発音が似ているところから『六舞会《ろくむかい》』と名付けて引き続き年1回行っており、現在は山瀬裕彦先生が会長を務めている。

藤田保健衛生大学坂文種報徳會病院のメンバーとは、『おとう会』として同じく年1回開催している。大学の名前を付けるのは堅苦しいし、人の名前は良くないと思い、尾頭橋にあるからという理由で、漠然としているがなんとなく気に入っておとう会とした。

私の後は芳野純治先生が引き継がれた。研究室では聞けない話や研究に対する不平、不満やらもあったが、逆に楽しい雰囲気の中で和やかに愉快に過ごせる時もあり、私自身は良かったと思っている。

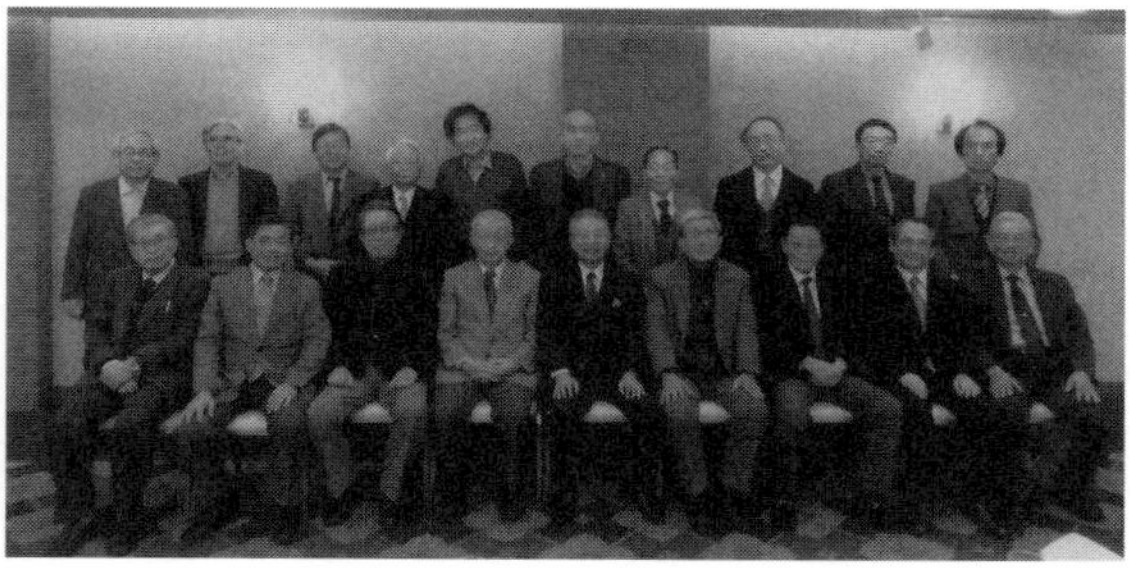

2018年（平成30年）六舞会

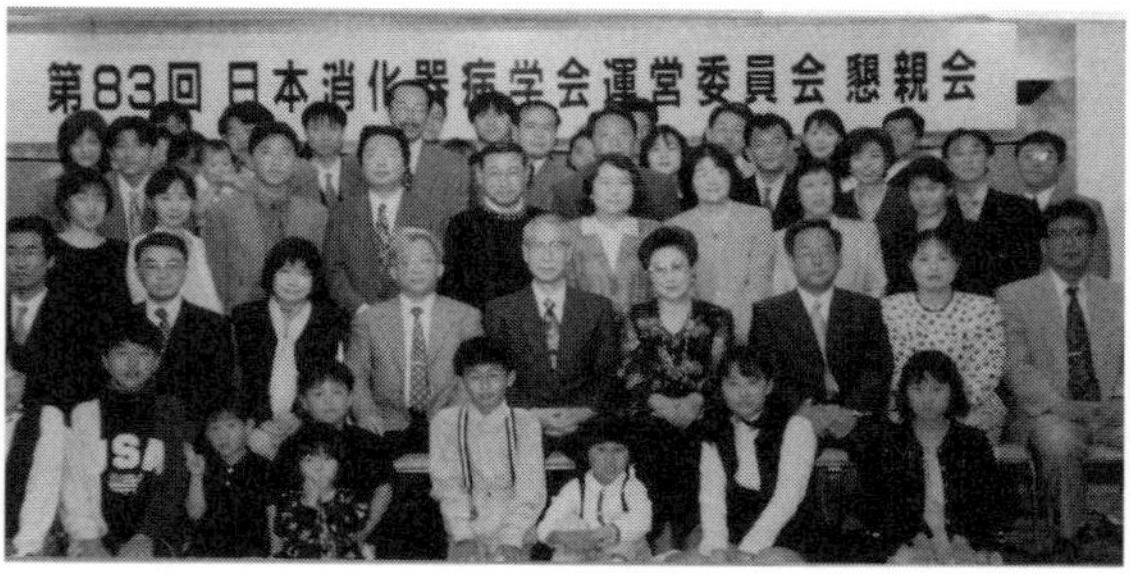

1997年（平成9年）おとう会メンバーたちと

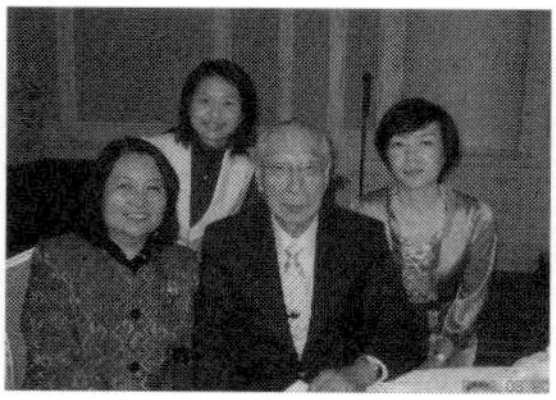

おとう会メンバーと
2010年（平成22年）

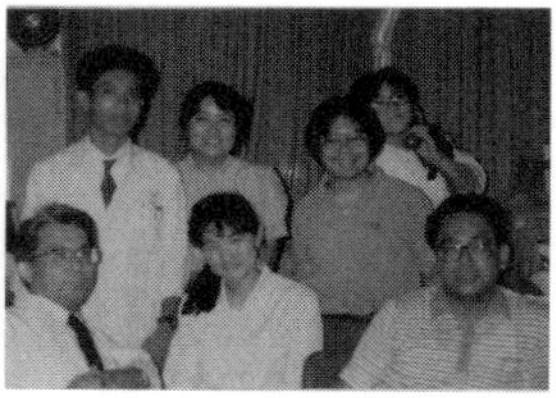

内視鏡室にて

ー山下病院時代ー
一般地域住民の方々にも
がんに対する正しい認識をもってもらいたい

ばんたね病院を退官後、２０００年（平成12年）に、一宮市にあり１００年の歴史を誇る伝統ある医療法人山下病院に奉職することになった。当時の理事長、服部外志之先生の格別のお計らいで名誉院長を拝命した。服部先生は十二指腸乳頭の研究で立派な業績を上げられた方で、この地方のＰＴＣ普及に尽力したことでも有名である。

私は、実際の担当の仕事など特に無く、回診をしたり、胃透視の読影をしたり、時に理事長の相談に乗ったりしたくらいで、学会運営の活動を自由にさせていただいた。

服部外志之理事長は、消化器がんの撲滅に並々ならぬ熱意をもっておられた。そのためには、医療関係者だけでなく一般地域住民の方々にもがんに対する正しい認識をもってもらいたいとの考えから、山下病院創立１００周年を記念して市民公開講座を設立された。講師について相談を受けた私は、どうせ講師としてお招きするならば全国的にも有名で学識及び経験豊かな先生が良いと考え、その旨を理事長に進言した。

第１回は、２００１年（平成13年）３月31日に一宮市民会館で開催された。「内視鏡の役割」

を日本消化器内視鏡学会理事長の丹羽寛文先生に、「がんに勝つために」を国立がんセンター名誉院長の市川平三郎先生に、そして特別発言として中日新聞編集委員の五十川仁達様に講師をお願いした。

もちろん、医師会の諸先生、県内の専門医や山下病院の先生方にも講演やら司会をお願いした。1000人を超す参加者で大盛況であった。

第2回は、翌2002年（平成14年）3月23日に開催され、特別講演に日本大学医学部第3内科教授の荒川泰行先生が講演された。第3回は、2003年（平成15年）3月15日に開催され、特別講演「大腸がんは怖くない」を多田消化器クリニック院長の多田正大先生に、「人に優しい大腸癌の新しい外科治療」を渡邊昌彦慶應義塾大学医学部外科講師に、お願いした。

そして、第5回は2005年（平成17年）3月19日に開催され、「トイレは体からの便りを受け取る『お便り所』」と題して、理化学研究所の辨野義己先生が講演された。辨野先生が便のことを話されるということで、会場から盛んな拍手があった。第6回は2006年(平成18年)3月4日に開催され、「食と日本人の知恵」と題して東京農業大学の小泉武夫教授が講演された。また、小泉教授と服部外志之理事長との対談が『最後の晩餐』について行われた。服部理事長は食について大変ご造詣が深く、病院食の献立もご自身自ら栄養・嗜好などを考慮して作られていた。死ぬ前に最後に何が食べたいかについて議論がわき、会場も大いに沸いたことを覚えている。以後も市民公開講座は続いている。

山下病院は病院の沿革にも書かれているごとく、1901年（明治34年）一宮地方が濃尾大地震に見舞われた際に、東京から山下 隆先生が来られ、怪我をしたり病気になった人を献身的に治療されたことが縁で、地域の人たちからぜひ一宮に残って治療をしてほしいと要請されたのが始まりである。

当時は尾張地方唯一の病院として創立された。1994年（平成6年）、質の高い医療を確保するため診療科目を消化器病とがんに絞り、健診、急性期一般診療までの一貫した診療体制を整備した。2001年（平成13年）に創立100周年を迎え、地域診療に貢献されている。2010年（平成22年）からは服部昌志先生が理事長に就任された。

昌志理事長は病院運営の基礎的理念をそのまま踏襲し、消化器疾患診療を中心に据えるとともに、健診センターの充実・発展、さらには地域医療への貢献および高齢時代に対応するための診療の在り方に尽力されている。また、広く学会活動にも積極的に活躍されている。

第4章

『世のため、人のために』
行動と実践、
そして感謝の日々

消化器病関連学会の日本版ＤＤＷ設立へ向けての動き

ー消化器診療発展への関わりー

私は名古屋大学医学部では第2内科第6研究室に所属していたが、同時に附属病院の内視鏡室にも所属していた。第6研究室が胃カメラグループと言われるごとく、内視鏡診断、治療に深く関わってきたこともあり、内視鏡診療に関しても、種々の経験をしてきた。2〜3の話題について思い出すままに記すことにする。

１９９５年（平成７年）から日本消化器病学会の理事に就任していたが、１９９９年（平成11年）1月に前任の奈良医科大学名誉教授辻井正先生の後を受け継いで理事長に就任した。消化器病学会の理事は、全国でも人格、識見、学力とも最も優れた教授の集まりで、それだけに個性も強く一国一城の主が勢ぞろいした感があった。理事会には緊張して臨んだ。その頃は各分野で改革がなされており、消化器病学会でも規約改革が検討されていた。群馬大学の長町幸雄名誉教授のもとで検討が進められ、その結果、内容も時代の要請に沿った優れたものとなった。

その少し前の１９９２年（平成4年）頃より、ＤＤＷを日本でも設立しようという機運が盛り上がってきていた。はっきりした記憶がないが、竹本忠良先生や川井啓市先生あたりが発案されたようである。アメリカではＡＧＡを中心として消化器関連学会がまとまり、一学術集会としてＤＤＷが開催され、盛況であった。優秀な研究発表が多数行われ、参加者も多く、日本からも多くの研究者が参加し、発表していた。

今でもそうであるが、当時も日本では日本消化器病学会、日本消化器内視鏡学会、日本膵臓学会、日本胆道学会、日本消化器集団検診学会や、外科医を中心とした消化器関係の学会など、多数の学会が開催され、それぞれが独立した充実した学会であった。1年に2回開催する学会もあり、関連学会すべての学会に出席することは極めて困難で、学会の在り方を少し検討しようという機運があった。

そこで、竹本忠良理事長、川井啓市先生らが話し合われ、日本でもＤＤＷを参考にして消化器関連学会の合同学会を設立しようということになり、関係者が企画、立案に参加した。この企画には日本消化器病学会、日本消化器内視鏡学会、日本膵臓学会、日本胆道学会、日本消化器集団検診学会が全て参加することになっていたようだったが、総論的には異論はなかったものの、財政問題、プログラム作成方法、各学会の役割分担や、各学会との具体的調整などの細部については、意見の一致をみることがなかなか困難で、難渋を極めたらしい。

というのは、この企画に私は参加しておらず、関係者から内容の一部を聞いていただけであった。しかし、いつまで議論しても結論が出なければどうにもならないので、竹本理事長が多少の問題を残しながらも、次の学会からやろうと決断され、1993年（平成5年）9月、神戸で『日本消化器関連学会週間』として、第1回が開催された。

言葉は悪いが、いわば見切り発車的に開催にこぎつけたので、消化器病学会会長の吉田豊教授は大変苦労されたと聞いている。しかし、多くの関係者のご尽力で最初の日本消化器関連学会週間は無事に成功裏に終了した。その後の週間の運営について種々議論が続いていたが、難問続出であったようである。

その後どういうわけか、今もって分からないのだが、中澤に面倒を見させろということになってきた。当時、日本消化器病学会の山田守事務局長からも書類を渡され、いつの間にか日本消化器関連学会週間の設立へむけての規約制定やら各学会間の調整などに首を突っ込むことになってしまっていた。

あの頃は、消化器病関連の学会が前述のごとく多数あり、すべての学会へ参加することになると一年中出張しなければならない。それでは、日常診療もままならず、研究を十分にする時間もないことになってしまう。また、学会へ出かける前に次の学会へ出題しなければならない有様であった。

類似内容の発表も増え、学会の権威に差し支える恐れもあった。これでは日本の医学の発展、充実も期待できないので、関係者の多くが学会の在り方について改革、変革を望んでおられた。私は日本の消化器系学会の更なる発展、向上を図るために、日本版ＤＤＷの設立へ向けて微力を尽くすことを決意した。

―消化器診療発展への関わり2―
何か良い方法はないかと考えた末、EUに目をつけた

当時の学会はそれぞれ独立した歴史と発表機関を持ち、優れた業績を世に出されていた確固とした学会であった。これらをまとめて一堂に会して一緒に発表しようというのであるから、一朝一夕にまとまるはずもなく、賛成・反対が入り混じっていた。私は何か良い方法はないかと考えた末、当時、欧州大陸で設立されたＥＵに目をつけた。

各自の主体性、独立性を認めながら一つの機構として、平和と繁栄に貢献するなどとしていたスタイルだ。本屋で何冊かのＥＵに関する書籍を購入し、熟読玩味した。それらの中からＤＤＷの設立、運営に役立ちそうな項目を選びだし、各学会の理事長、会長他の方々からご意見をお伺いしながら、逐次、ＤＤＷのあり方に取り入れていった。

学会の主だった先生方に集まってもらい、ご意見を聞いた。各学会の主要メンバーにも会い、各学会の立場、考え方、ＤＤＷへの参加の可能性など種々ご意見をお聞きした。

山田守さん、斎藤恵美子さんらがＤＤＷ事務局を担当し、運営にあたることになった。日本消化器病学会の事務局長を長年務められ、堂々たる貫禄の山田事務局長と、才気煥発の有能

な女性である斉藤さんは、事務局としては強力メンバーであった。山田さんは、既に竹本先生らとＤＤＷ運営の設立についての検討に加わっておられ、ＤＤＷの必要性も認識されており、十分信頼がおけた。

斎藤さんは経験は浅いものの事務処理能力は抜群で、性格もさっぱりした積極的行動派で、ＤＤＷ開催に対する面倒な諸手続きを的確に実行された。各学会の利害がぶつかり合い、なかなか合意を得ることが難しかったが、良く頑張っていただいた。プログラムの作成、財務、寄付金集めや会場の選定から整備など、コンベンションとの打ち合わせも厄介な問題があったが、その都度テキパキと解決された。

ＤＤＷ設立については、賛同する学会もあり、反対する学会もありで、意見が噛み合わず離脱していった学会もあった。中には、親しい友人もいたが日本の消化器関連の業績を高め、世界に広く知らしめると同時に、世界の消化器関連学会のレベルと対等にわたりあうためには止むを得ないと心を鬼にして断行した。そのため、仲たがいをしてしまった友人、知人もあり、今でも残念で、いささかの後悔もある。

私は、１９９７年（平成9年）11月よりDDW-Japan（現ＪＤＤＷ）の議長を務めさせていただいた。それまでは日本消化器内視鏡学会理事長の﨑田隆夫先生がDDW-Japan理事長を務められていた。しかし、私は各学会のまとめ役であり、各学会に理事長がおいでになるのに、さらに理事長と名乗るのは、屋上屋を重ねる感じでいささか妙な気がしたので、議長として各学会が主体性を発揮し、しかもDDW-Japanが一体として運営できるようお手伝いをするつもりであった。

DDW-Japan運営については、種々の批判も受けた。中には根拠のない中傷もあった。DDW-Japanはその後も関係者のご努力により発展、充実してきており、また日本消化器外科学会が加わってからも年々隆盛を続けていることはまことに喜ばしいことである。

―私の医療雑感―
ある日、十二指腸撮影の本を書かないかと言われ、驚いた

こうして、1959年（昭和34年）国家試験に合格してから2000年（平成12年）4月に山下病院にお世話になるまで、私は、人生の大部分を大学で教室員とともに研究・臨床に努めてきた。ここで、多少重複する部分があるとは思うが、私の医療に対する考えを述べさせていただく。

名古屋大学医学部学生の頃より、私は人の一臓器、一器官を診るのではなく、人間を全体として診るということに関心があった。「弱者への無限の同情、之を医道という」という掛け軸が名古屋大学医学部の講義室の廊下に掛けてあった。毎日、講義室へ入るたびに医療とはこういうものかと思ったが、「無限の同情」と言う言葉が学生であった私にはしっくりこなかった。同情という言葉は上からの目線であるような気がしていたのである。そう考えたのは私のこれまでの躾、教育など生活環境が関係していたのだろうと思っている。もっとも、同情という言葉に対する私の解釈が誤っているのかもしれないが。

そういう訳で私は研究対象を少しずつ広げていった。消化器病についても最初は消化管に全

力を注いでいたが、次いで当時は診断法も十分でなかった胆道・膵臓病の研究を、形態診断を中心として行っていた。

膵臓については当時は、急性膵炎などの他、がんなども診断が極めて困難であった。腹痛があってもすぐに膵疾患を疑うことはむしろ少なかった。私の先輩にあたる高名な医師は「膵の診断は、まず膵の存在を知るということから始まる」と言う名句を残されているぐらいであった。

学生時代、放射線科の講義で現在のCTの走りのような断層像を示され、これが膵臓であると見せられたことがあったが、闇夜のカラスのように、うすぼんやりとした影のようなものが見えただけで、とても不明瞭であった。

膵疾患については、十二指腸液の採取や血液検査他種々の検査法があったが、充分満足するものではなかった。当時、胃のレントゲン診断をする際に、胃の緊張をとって撮影する方法が広く行われており、早期胃がんの診断に大いに役立っていた。私はそこに目をつけ膵頭部を取り巻いている十二指腸を低緊張状態にして撮影したら、間接的ではあるが膵の異常所見が描出され、膵疾患診断に役だつのではないかと考え、研究した。

低緊張状態を保つことや十二指腸乳頭部の正面像を描出することが、やや困難であったが第6研究室グループの努力で、比較的容易に撮影できるようになった。当時、「外科医が開腹して直接十二指腸乳頭部を見ようとしてもなかなか分からないのに、体外からのレントゲン撮影で分かる筈がない」と言われたこともあった。

低緊張性十二指腸撮影が成功したおかげで、遠く、九州や沖縄まで出かけたこともあった。沖縄では泡盛を御馳走になったが、その強烈さは今でも忘れられない。膵がん浸潤の有無、程度や乳頭部の正面像の研究から、乳頭部の炎症やら癌の診断が可能となった。乳頭部炎症については、関東地区まで出かけて標本を見せていただいたこともあった。

ある日、順天堂大学の白壁彦夫教授他数人の先生方と会食をした後、お決まりの二次会へ誘われた。お伴をして一杯やっていると、白壁先生から「中澤ちょっと来い」と言われ、何か悪いことでもしたかと白壁先生の前へ行ったところ、「お前、ひと月以内で、十二指腸撮影の本を書かないか」と言われ、驚いた。しかも、金原出版の白壁彦夫、市川平三郎両先生編集の「消化管X線読影講座」シリーズの中で「低緊張性十二指腸撮影法」について書けと言われるのである。世界的にも有名な先生方の中に入れていただくのだから、もちろん断る理由などあるはずもなく、喜んでお受けして短期間で書き上げた。未熟者の私にとっては大層名誉なことで感謝している。

―私の医療雑感２―
胃の研究から始め、消化管、胆・膵、肝疾患へと進めた

低緊張性十二指腸撮影でしばらく飯が食えると思っていたところ、何のことはない、すぐに東京女子医科大学の大井至先生がＥＰＣＧを開発された。これにより十二指腸の内腔面から乳頭部を通して、膵管、胆道が明瞭に描出されることになり、膵・胆道疾患診断は画期的に向上した。ＥＰＣＧは後になってＥＲＣＰに改名されたが、大井先生は最後までＥＰＣＧを主張されていた。多数の外国勢に抗しきれなかったのは残念であった。

その他ＵＳも発達を遂げており、リアルタイムに簡易に病変の断層像を描出できることから爆発的に広まっていった。

このように、私は胃の研究から始めたが、人間全体を診たいという、医療に対する基本的姿勢から胃以外の消化管、胆・膵へと研究の関心を進め、肝疾患についても少しずつ勉強するようになっていった。ある時、肝臓学会に出席していたら有名な肝臓の大家に「やっと来たか」と冷やかされたことを思い出す。

そうこうする間に、日本人の人口構成は高齢者の増加に傾き、高齢者時代を迎えるように

なってきた。学生の時、講義で老年医学の話を聞いて以来、関心をもっていたので老年医学の研究に首を突っ込もうと思った。高齢者は多臓器疾患を一度にひとりで抱え込むことが多いので、勢い全人的な医療を考慮しなければならない。私の以前からの願いにも適うものであった。そこで、少しずつ高齢者の罹患しやすい、呼吸器、循環器の疾患を、高齢者の心身両面から、学生時代を思い出すように勉強していった。

学会活動を終えてからは、私は一人の医師として患者さんの治療に従事しようと考えていたが、自身が高齢になると患者診療の機会も少なくなり、現在は僅かの患者さん診療をさせてもらっているのみである。

―私の医療雑感3―

患者さんの心身全体を診ることの重要性を再認識した

若い頃の苦い経験となった話を一つ。胃潰瘍の患者さんが入院されたとき、前の病院では絶食に近い食事療法を受けておられ、心理的にも抑うつ傾向がみられた。患者さんにも良く説明し、納得してもらいながら食事療法を改め、可及的速やかに常食にもどした。数日を経ずして食欲も出て食事が進み、体力も回復して活気が出てきた。間もなく胃潰瘍も治癒し、元気に退院された。退院後は楽しく外出もされ、友人との交際も活発になされていたと聞いていた。治療に携わった私たちも、良かったなあと思っていたが、ある日、突然脳出血で亡くなったと聞いた。退院後は食欲も盛んで、食べすぎによる肥満、高血圧が生じていたとのことであった。

これを聞いて、私は一臓器、一疾患のみを治療の対象にするだけではなく、やはり、全体的に診ることとの重要性を再認識したのである。以来、腹痛の訴えで来院されても、必ず全身的に患者さんの状態に心を配り、さらには患者さんの心理状態についても配慮するように心がけているつもりである。とはいっても、なかなか思うようにはいかず、失敗の連続でもあったが。

最近は、高齢時代になり、平均寿命は男女とも80歳を超えるという喜ばしい時代である。しかし、そうはいっても健康を害し、フレイルの期間が長くなることは決して喜ばしいことではない。やはり、健康で生活できる健康寿命を延ばすことが肝要で、すでに研究がすすめられ、成果も着々と上がっている。

一方では、専門分野別に診るだけではなく、一人の患者さんの心身全体を観察することが、想定外の疾患発生を防ぎ、健康寿命を延ばすことにつながるのではないかと愚考している。すなわち総合診療である。これがひいては個人のみならず、社会全体の福祉向上、生活改善に貢献するものと思っている。このことは、私の生活の基本姿勢である「世のため、人のため」と相通ずるものがあるかもしれない。

―私の医療雑感4―
実に多くの方々にお世話になり、ご指導をいただいた

私の医療生活の回想らしきものを書いてきたが「お前の言っていることは、内容に一貫性がなく支離滅裂ではないか」と言われるのではないかと思っている。1959年（昭和34年）に医師になってから、実に多くの方々にお世話になり、ご指導をいただいた。私は生活の場を名古屋に構えていた関係上、東海地方の方々には特にご厄介になった方が多い。恩師青山進午先生をはじめ、名古屋大学第2内科の諸先輩は申すまでもないが、私の中学からの友人である早川礼介先生や研究仲間の坪井靖治先生、瀬川昂生先生、内藤靖夫先生、山瀬裕彦先生などは、共に苦労しただけに特に忘れられない。

特に、6研の先生方とは「ともに学び、ともに遊ぶ」の毎日であったので、思い出も深い。早川礼介先生は画家志望で、大学受験の時、医学部へ行くか美術学校へ行くか迷ったという。私が名古屋大学医学部講師になった時、「お前は講師以上にはいけないかもしれないので、今のうちに祝ってやる」とバラの花を描いた絵をくれた。今でも私の部屋にかけてあり、その絵を見るたびに彼を思い出している。

大学に籍を置いていた関係上、学会活動も長かったので、国内でお世話になった先輩、友人、知人も数えきれない。生き方についてのご指導やご助言をいただいた先生、会うだけで和やかになる先生、研究を競った先生などさまざまである。

ほんの少数ではあるが、思い出すままに順不同で名前を挙げると、辻井正先生、川崎寛中先生、並木正義先生、丹羽寛文先生、三好秋馬先生、竹原靖明先生、森賀本幸先生、中井吉英先生、中村光男先生、竹本忠良先生、中山和道先生、藤原研司先生、長町幸雄先生、馬場忠雄先生、小原勝敏先生、武内俊彦先生、井田和徳先生、冨田栄一先生、野田愛司先生、村上隼夫先生、内村正幸先生などの他、多数の先生がいらっしゃるが急には思い出せない。

これまで述べてきたことについて「お前の言っていることは、医師としての信条に矛盾するのではないか」と思われる点も少なからずあったと思うが、私のような凡人は常に一貫したものではなく、その時の時代背景や体験、機会により変わるものだと思い、自分なりに納得している。

―私の病歴に関連して―
子供の頃は虚弱児で、高校時代には胸膜炎で絶対安静を命じられた

これまで、私の生育歴、学歴、職歴などを、経時的に書いてきたが、ここで私の病歴についても述べねばならない。例によって正確な日時は覚えていないので、大まかな記述になってしまうことをご容赦願いたい。

子供のころは虚弱児であったらしく、医師からは、「この子は腎臓が悪い」「この子は長生きできない」などと本人の前で言われた。子供心に、本人の目の前でいうのは良くないんじゃないかと思い、その医師を好きになれなかった。

小学生、中学生は、戦中戦後の生活難に耐えながら、何とか無事に過ごしてきたが、高校3年1950年（昭和25年）の時はバスケットに熱中しており、放課後、暗くなるまで練習していた。それに加え、大学受験準備をしなければと夜遅くまで勉強したので、疲労が重なり、ある日突然発熱し、胸膜炎と診断された。

主治医は父の良く知っていた軍医少将という立派な医師で、とりあえず入院はせず、家で絶対安静を命ぜられ、じっとしていた。その頃は、やっとストレプトマイシンが投与されるよう

になっていたので、難聴を心配しながら治療を受けていた。

自宅で胸膜穿刺をされ、大量に排液をした。医師は往診先でこんなこともするのかと驚いたものだ。約3ヶ月、枕から頭を上げることはなかった。ようやく熱も下がり、胸水も消失し、全身の状態も良くなり、起床が許された。しかし、起き上がっても歩ける状態ではなく、寝ていた2階から降りるのに約1週間かかった。

その後も登校できるまでに約3ヶ月かかり、再登校したのは、秋もかなり過ぎた頃であったと記憶している。医師になってからは大きな疾患もなく過ごしてきたが、無芸大食の肥満で高血圧があり、気にはしていたが、時に減量するくらいで特に何もしなかった。減量も時間をかけてゆっくり行うことはできなく、急激に減量したので、周囲から病気ではないかと疑われたこともあった。

—私の病歴に関連して2—
初老期うつ病らしき病態と、心筋梗塞の発作

たばこは40歳を機に止めた。しかし、遺伝的素因である肥満、高血圧、高脂血症などは次第に進行していった。肥満は80kgを超えることもあったので、減量を試み、成功したこともあったが、あまり急激に痩せるものだから、前述の通り「あいつは何処か悪いんじゃないか」などと言われた。しかし長続きせず、じきに戻ってしまった。減量はまことに難しいものだと痛感している。

あれは確か50歳を過ぎて、しばらく経った頃だと思うのだが、なんだか疲れやすくなり、診療をするのも億劫になった時期がある。軽いふらつきもあり、非回転性のめまいを感ずることもあった。そのくせ食欲はこれまでと変わらず、睡眠も変化なく眠れていた。大学での生活もややマンネリ化しており、将来への不安もあり、また、娘が外国生活を経験するため、アメリカへ出かけたりして心理的不安があったのだろう。俗にいう初老期うつ病らしき病態がしばらく続いた。

学会へ行くのも面倒で芳野先生に迷惑をかけたり、学会の帰りに電車の中で親しい友人と隣り合わせに座ったのだが、話かけられても返事ができず、友人は諦めて離れて行ってしまった

こともあった。誰に言うわけにもいかず、勤務も普通にふるまっていたので、変な奴だと思われたかもしれない。焦燥感でじっとしていられないときは、家内に頼んで当てもなく電車やバスに乗り、終点からまた帰ってくるということを繰り返していた。

何ヶ月か経って、うつ状態は急に良くなって通常生活に戻れた。

坂文種報德會病院に勤務していて間もない頃、心筋梗塞の発作があった。冠動脈撮影を行ったところ約20%の狭窄とのことで、内科的治療を行い、経過は順調であった。

2000年（平成12年）4月に山下病院にお世話になったが、服部外志之理事長のご配慮で院内では時に病院運営の相談にのったり、回診、胃レントゲン撮影の診断などをさせていただき、その他は学会活動に専念させていただいた。おかげで学会運営に微力を尽くすことができ、感謝している。

2002年（平成14年）だったと記憶しているが、定期検査日に、今日は調子が良いので異常はないだろうと思っていたら、心電図に明らかな心筋梗塞の所見があり、即日入院治療の必要ありと診断された。胸痛などの自覚症状はなく、自分としてはやや奇異な感じであったが、専門医の指示に従い、服部理事長の紹介で愛知県尾張病院に入院した。そして、ご高名な松浦昭雄外科部長の執刀のもとにバイパス手術が実施され、無事成功した。おかげで術後の経過も良好で、現在も順調に推移している。

2005年（平成17年）東北地方へ学会に出かけたところ、血尿がでた。当然膀胱を含む尿道の悪性腫瘍が疑われた。ただちに帰宅して、専門医を探したところ、名古屋第二赤十字病院の小林弘明先生を紹介された。膀胱鏡検査の結果、やはり膀胱がんと診断された。

最初は膀胱全摘が考えられたが、有茎性のようだからと内視鏡手術を受けることになった。結果は幸いにも浸潤はなく、転移もないとのことであった。しかし、組織的には悪性度が高いので、厳重に経過観察が行われ、2度内視鏡手術を受けた。

ー私の病歴に関連して3ー 脊柱管狭窄症と原因不明の大腸穿孔作

また、2回のＢＣＧ注入治療も受けた。その後、3ヶ月ごとに検査を受けていたが、再発もなく喜んでいたところ、2017年（平成29年）1月に大腸穿孔の手術のために入院してしまったので、検査は中断してしまった。6月に退院したので検査を受けに行こうと考えているが、体調が今一つすっきりしないので、何とか早く良くなって受診しようと思っている。

毎日、尿の色を見ながら一喜一憂している状態である。また、いつの頃からか忘れてしまったが、数年以上前から両下肢のしびれと軽い痛みがあった。ＭＲＩの結果、脊柱管狭窄症と診断されたが、軽いので手術の必要なしと言われたので様子を見ていた。しかし、症状が次第に強くなったので専門医に診てもらったところ、狭窄の状態や加齢など勘案して手術の適応は無いということであった。後は対症的治療で鎮痛剤を飲むくらいしかやることもなかった。症状は次第に強くなっており、現在は杖と手すりにつかまりながら家の中を歩き、外では車椅子で移動している。幸い、上半身はまだ特別な問題もないので、家内や皆様に助けてもらいながら生活している。

先ほど述べたように、2017年（平成29年）1月に入り、数日下痢が続いたので感染性胃腸炎かと思っていたら、今度は便秘になってしまった。腹痛など他の症状は無く、なんだろうと考えていたら急に腹痛が起こってきた。尋常の腹痛ではないと感じたのですぐに山下病院へ行き、服部理事長に診てもらったところ、ＣＴでフリーエアーが見つかり腹膜穿孔と診断された。年齢からみても悪性腫瘍が想定され、ついに来たかと観念した。

山下病院の服部理事長と片山 信院長のご配慮で、一宮市民病院で手術を受け得ることになった。一宮市民病院は、私が心臓の手術を受けた松浦昭雄先生が院長をされており、安心して手術を受けられた。手術にも立ち会っていただき、感謝している。

緊急手術であったが、副院長の永田二郎先生、主治医の篠塚高宏先生らのご執刀で、無事成功裏に手術が終了した。一時、せん妄もあり、皆様に迷惑をおかけした。市民病院でお世話になった皆様に心から感謝する次第だ。

気になる病名であるが、てっきりがんだと思い込んでいたが、がんではないとのことであった。憩室は多発していたがその穿孔かどうかはわからないし、宿便とも言えず、結局原因不明の大腸穿孔という診断名ということになっている。

―私の病歴に関連して4―
生命のある限りこの生活を続けていきたい

ともかく、人工肛門を造設したが、他に大きな異常はないようで、2月14日に山下病院へ転院し、回復に努めることになった。リハビリを続けており、筋力も少しずつ回復しているようである。入院中は服部理事長、片山院長、岡本教子さん、総務課長の河口知子さんはじめ、医師、看護師さんなど多くの方々に大変お世話になった。特に、河口さんには名古屋大学時代からお世話になり、ばんたね病院では教室の事務全般の面倒を見ていただいた。山下病院服部理事長に請われて山下病院総務部に所属されている。おかげで入院中もいろいろお世話になった。

発病以来、ここまで一宮市民病院への紹介、手術、山下病院転院後の医療にお世話になり、退院後の生活についても種々ご配慮をいただいた服部理事長、片山院長や関係者の皆様には、ここに深甚の謝意を表する次第だ。

ケア・マネジャーや他の関係者のお世話で、少し元気になってくると、また病院のためにお役に立ちたいと考えたり、患者診療がしてみたくなったりしている。

生来の怠けものを自任しているが、それでも子供の頃から親の教えというか躾というか「世のため、人のために尽くせ」、「人に迷惑をかけるな」と言う生き方が身についており、また私自身も「人の喜ぶ顔が見たい」と常に思っているので、生命のある限りこの生活を続けていきたいと念願している。

また、私が大学時代にともに研究に従事し、お世話になった名古屋大学医学部と藤田保健衛生大学坂文種報徳會病院の仲間の方々に感謝し一覧表にてお名前を記させていただく。

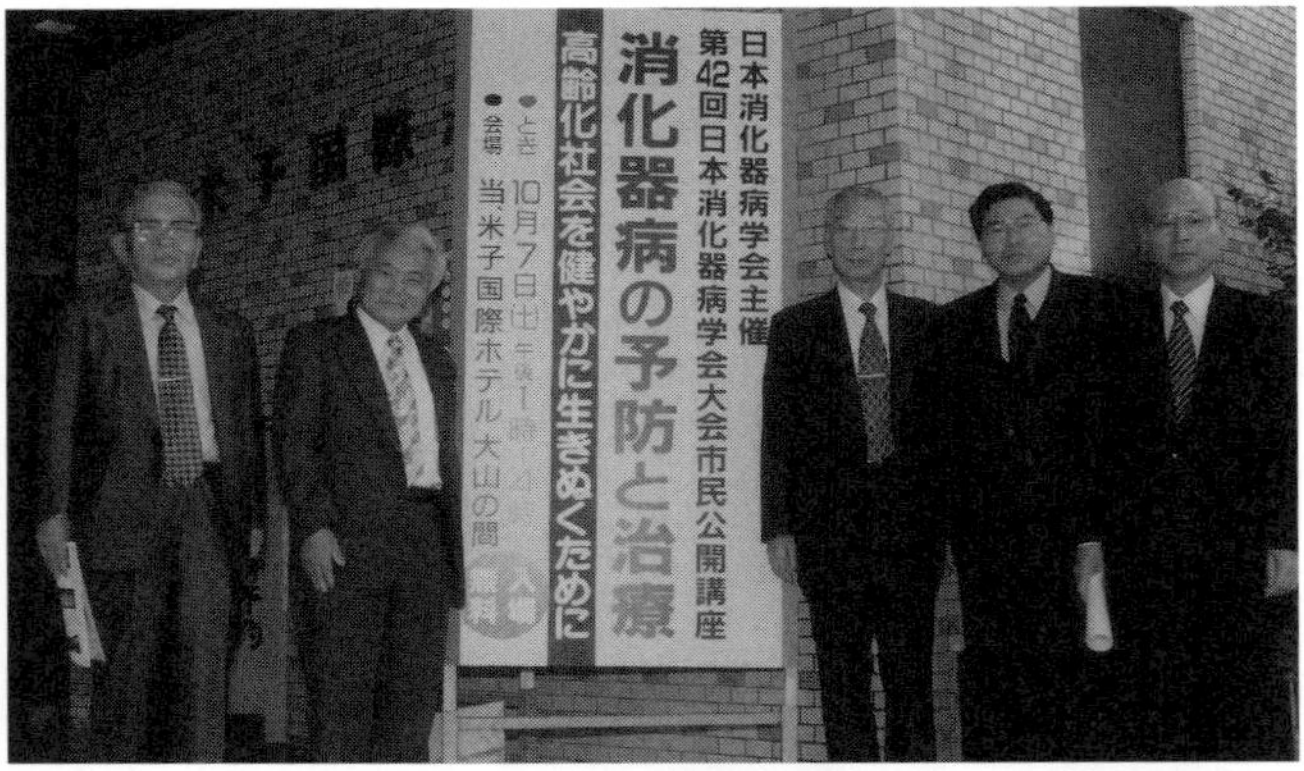
日本消化器病学会主催
第42回日本消化器病学会大会市民公開講座
消化器病の予防と治療
高齢化社会を健やかに生きぬくために
●とき 10月7日(土)
●会場 当米子国際ホテル 大山の間

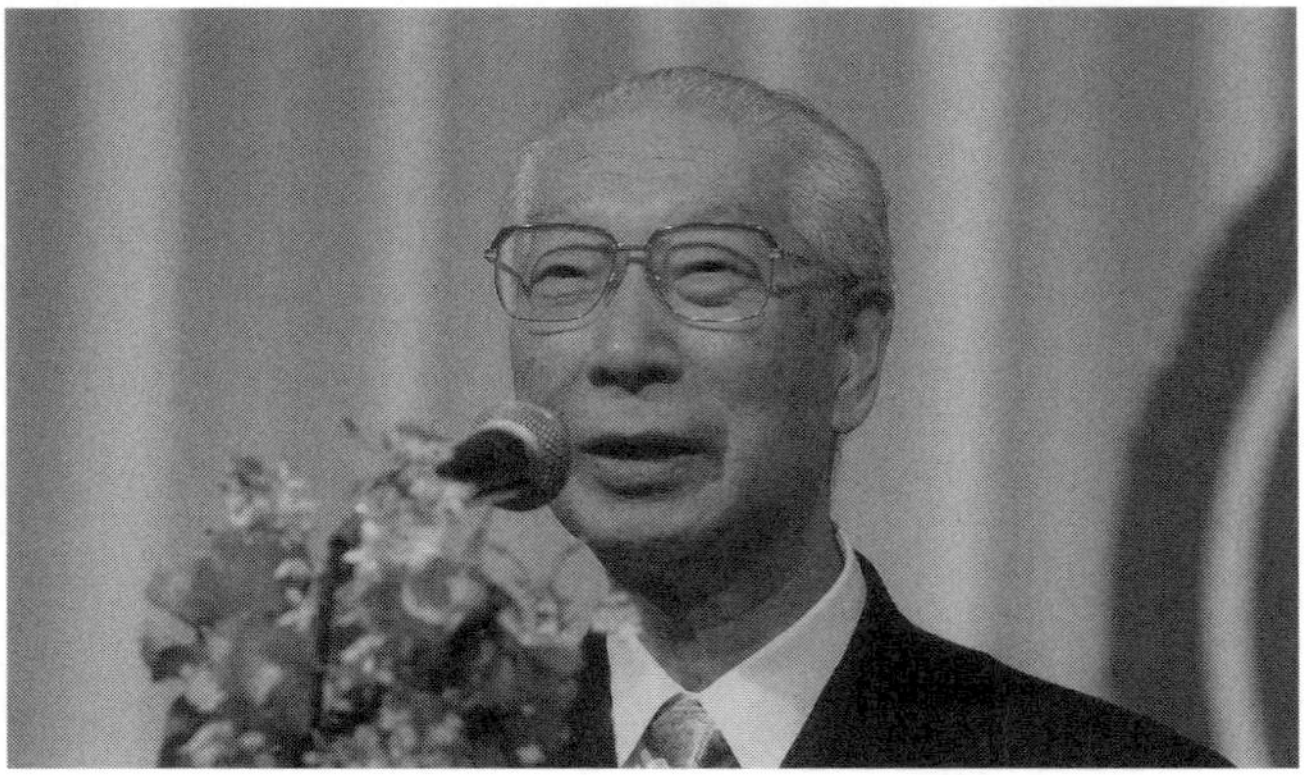

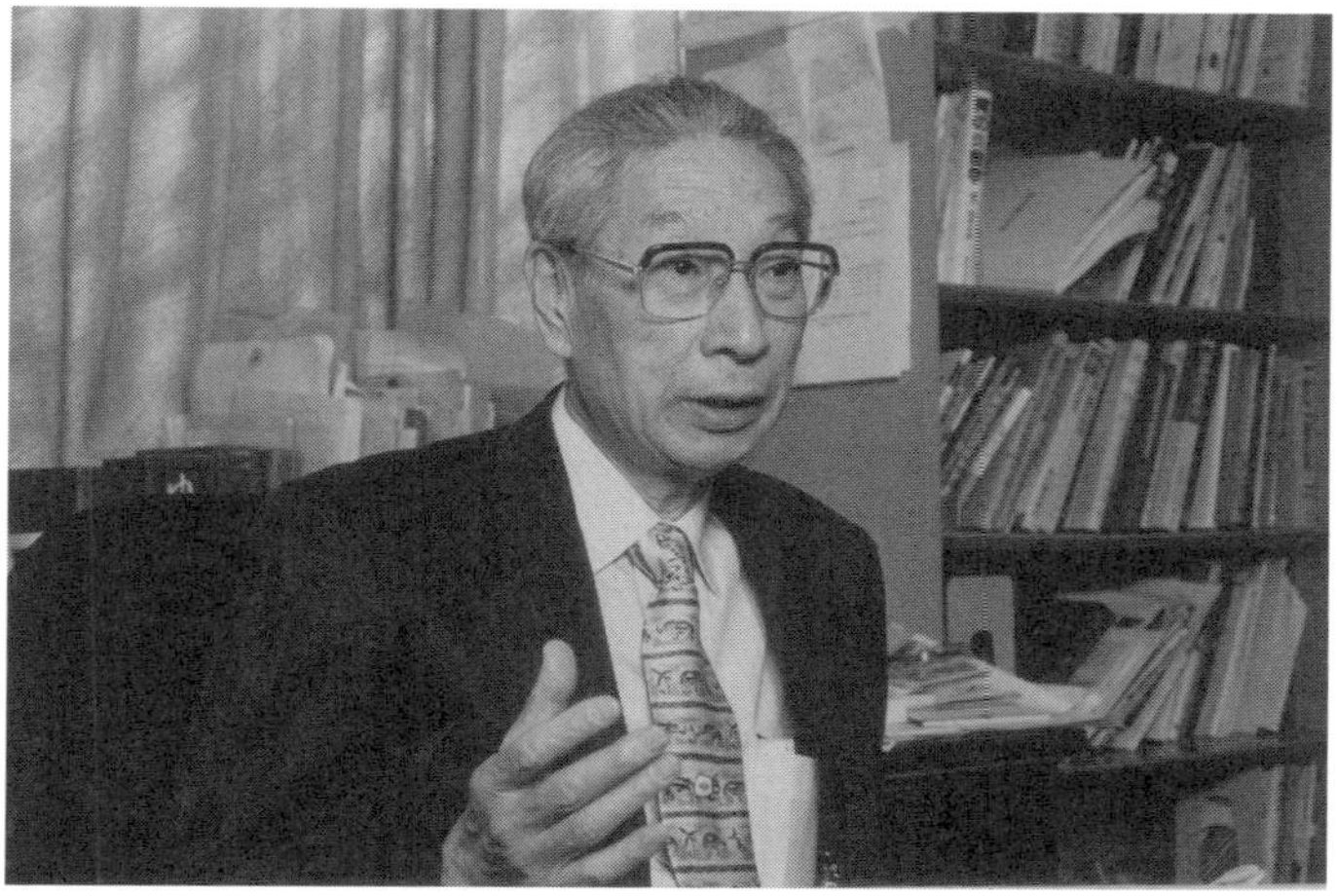

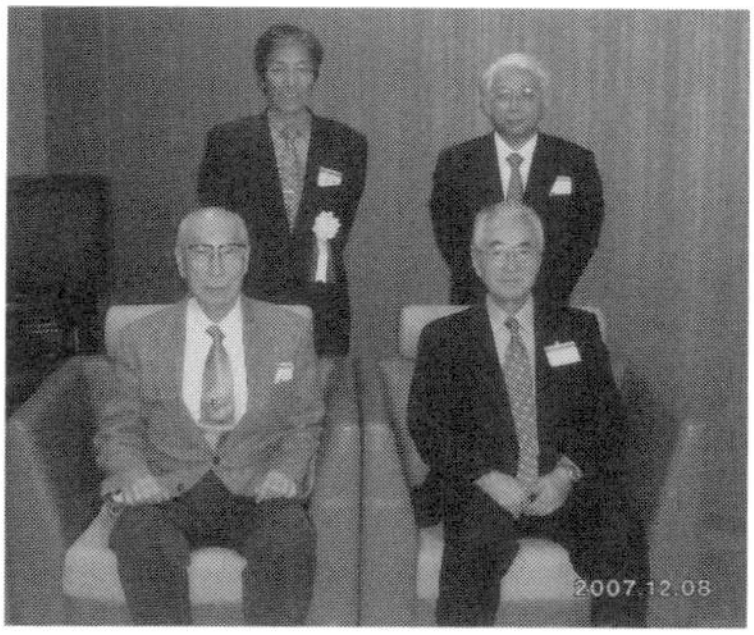
2007.12.08

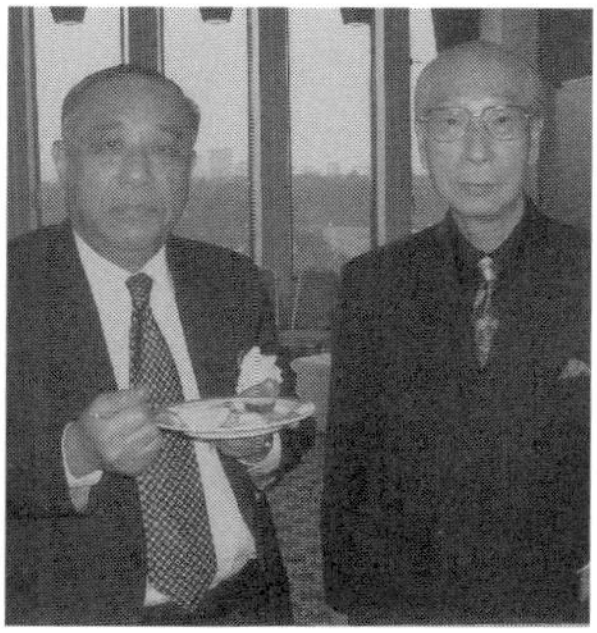

〈おとう会〉

卒年					
S33	中澤三郎	S63	稲田深雪	H6	内藤岳人
S39	服部外志之		渡邉量巳		井上貴夫
S50	芳野純治		判田正典		鵜飼宏司
S54	乾　和郎		林　晴男		三戸　隆
	荒川友代	H1	平野　謙		宮崎純一
	伊藤　仁		岩瀬輝彦	H7	加藤芳理
S55	山近　仁		島﨑裕子		鶴留奈緒
S57	荒川　明		渡邉典子		香月祐介
	古田てるひ	H2	小林　隆		髙田正夫
S58	戸田信正		三好広尚		河田　浩
	岸　克彦		原田　公	H8	永田正和
	度会京子		安田一朗		木村行雄
	吉兼正文		貫名英之		渡部義則
	三輪素子		黒木雅彦	H9	神谷直樹
	伊藤　光	H3	滝　徳人		小田雄一
S59	藤本正夫		杉山和久		野村幸伸
	山岸茂樹		西尾浩志		大谷弘行
	松岡聡明		大塚泰則	H11	服部信幸
S60	若林貴夫		山本　宙	H12	近石敏彦
	鈴井紀子		筒井伸一	H13	服部昌志
	奥村泰明		小沢俊文		小坂俊仁
	渡邉克己	H4	中村雄太		三浦倫子
	佐橋大造		嘉戸竜一		中井喜貴
	野村幸彦		高橋和雄	H14	磯部　祥
S61	山近礼子	H5	高島東伸		塩田國人
	渡辺健一		渡邉真也		友松雄一郎
S62	朝倉直子		平　尚美		三沢大介
	土田　治		田中義則		赤澤知行
S63	奥嶋一武		武谷慎司	H16	山本智支
	藤岡恒之	H6	三浦正剛		

〈六舞会〉

卒年					
S33	中澤三郎	S47	塚本純久	S53	森田敬一
S35	坪井靖治	S48	木本英三		太田博郷
S36	永井侶之介		佐野　博		金森陽子
	渡會錦資		富永　潤		山口初宏
S37	小島康彦	S49	鈴木洋介	S54	乾　和郎
S38	加藤寿彦		浅井俊夫		中村常哉
	北村公男		中條千幸		大沼俊和
S39	瀬川昂生	S50	芳野純治		後藤秀実
	服部外志之		市川朝洋	S55	山中敏広
S40	落合英朔		木下　治		船川武俊
	加藤景三		江﨑正則		久保田博也
	小出成行		杉山秀樹	S56	林　芳樹
	内藤靖夫		鬼塚俊夫		高野健市
	小林航三		種田　孝		福井　明
	水野文雄		安座間聡	S57	長谷　智
S42	石黒三雄	S51	岡田正典		小島洋二
	中野　浩		岡村正造		加納潤一
	松尾信男		清水　豊		山田昌弘
	三木　洋		岩田雅人	S58	三竹正弘
S43	山本義樹		小澤　洋		丹羽康正
	神谷直三		春田和廣		有沢富康
S44	塩原正夫		村上義史		大橋信治
	山瀬裕彦		松井俊治		長田敏正
S45	山田憲一	S52	小池光正		越知敬善
	山本皓正		小林英治		河辺由憲
S46	可知常昭		鈴木重雄	S59	水谷恵至
	林　繁和		田中正人		土田健史
	肥田野等		川瀬修二		中川　浩
S47	梶川　学		大岩大介		山田　貢
	川口新平		市川和男		黒岩正樹

あとがき
―稿を終えるにあたり―

私に回想録的なものを書かないかと薦めたのは、あさくらクリニック院長の朝倉直子先生である。彼女は藤田保健衛生大学坂文種報德會病院で、ともに診療に研究に励んだ仲間であるが、医学・医療に対する熱意は並々ならぬものがあり、同時に患者さんに対する診療態度はまことに素晴らしく、患者さんの心理状態を十分考慮し、適切に治療されていた。

私はその真摯な診療態度に心を打たれていた。あさくらクリニック開院後も、患者さんに対し、厳しき中にもやさしさが溢れた診療態度はますます磨きがかかり、患者さんから大変信頼されている。

私の畏友とでもいうべき先生であり、ここに本書の執筆を薦められた朝倉直子先生に深謝するとともに、執筆に際し構成にご助言を頂いたり、貴重な内視鏡の沿革をご提供いただいた医療法人山下病院の服部昌志理事長、多くの資料を集めていただいた藤田保健衛生大学坂文種報德會病院の乾和郎教授、原稿の作成にご協力いただいた医療法人山下病院の河口知子総務課長に心からお礼申し上げる。

2017年11月15日

著者略歴

中澤三郎
（なかざわ・さぶろう）

1933年（昭和8年）、愛知県名古屋市生まれ。名古屋大学医学部卒業。医学博士。名古屋大学医学部第2内科助教授、藤田保健衛生大学医学部内科教授、DDW-Japan（日本消化器関連学会機構）議長、日本消化器病学会理事長、日本消化器内視鏡学会特別顧問、日本消化器がん検診学会理事、日本潰瘍学会理事などを歴任し、研究においても、臨床においても、日本の消化器医療、がん医療の発展を牽引してきた。現在は、医療法人山下病院名誉院長。藤田保健衛生大学医学部客員教授。

心の絆を友として

2018 年 6 月 29 日　初版第 1 刷発行

著者　中澤三郎

発行人　鈴木文彦
発行所　株式会社 LUFT メディアコミュニケーション
〒 105-0001
東京都港区虎ノ門 1-8-11 5825 第一ビル 5F
TEL:03-5510-7725　FAX:03-5510-7726
印刷・製本　シナノ書籍印刷株式会社
デザイン　富澤園子

ISBN978-4-906784-47-9 C0047